a pessoa mais feliz do mundo

Copyright © 2023 por Dani Valente

Todos os direitos desta publicação reservados à Maquinaria Sankto Editora e Distribuidora LTDA. Este livro segue o Novo Acordo Ortográfico de 1990.

É vedada a reprodução total ou parcial desta obra sem a prévia autorização, salvo como referência de pesquisa ou citação acompanhada da respectiva indicação. A violação dos direitos autorais é crime estabelecido na Lei n.9.610/98 e punido pelo artigo 194 do Código Penal.

Este texto é de responsabilidade das autoras e não reflete necessariamente a opinião da Maquinaria Sankto Editora e Distribuidora LTDA.

Diretor Executivo
Guther Faggion

Diretor de Operações
Jardel Nascimento

Diretor Financeiro
Nilson Roberto da Silva

Publisher
Renata Sturm

Editora
Gabriela Castro

Assistente Editorial
Vanessa Nagayoshi

Edição
JS Editorial

Revisão
Ana Maria Mendes

Direção de Arte
Rafael Bersi, Matheus da Costa

Foto da Bio
Igor Antoniassi

DADOS INTERNACIONAIS DE CATALOGAÇÃO NA PUBLICAÇÃO (CIP)
ANGÉLICA ILACQUA – CRB-8/7057

VALENTE, Dani
    A pessoa mais feliz do mundo: como a conquista de um intestino saudável me ajudou a superar uma doença crônica/ Dani Valente.
    São Paulo: Maquinaria Sankto Editora e Distribuidora LTDA, 2022.
    224 p.
    Bibliografia
    ISBN 978-65-88370-81-0

    1. Fibromialgia – Pacientes – Narrativas pessoais 2. Fibromialgia – Pacientes - Alimentação 3. Intestinos – Saúde 4. Nutrição – Saúde holística I. Título

22-6270   CDD 616.742

ÍNDICES PARA CATÁLOGO SISTEMÁTICO:
1. Fibromialgia – Pacientes – Narrativas pessoais

maquinaria EDITORIAL

R. Leonardo Nunes, 194 - Vila da Saúde,
São Paulo – SP – CEP: 04039-010
www.mqnr.com.br

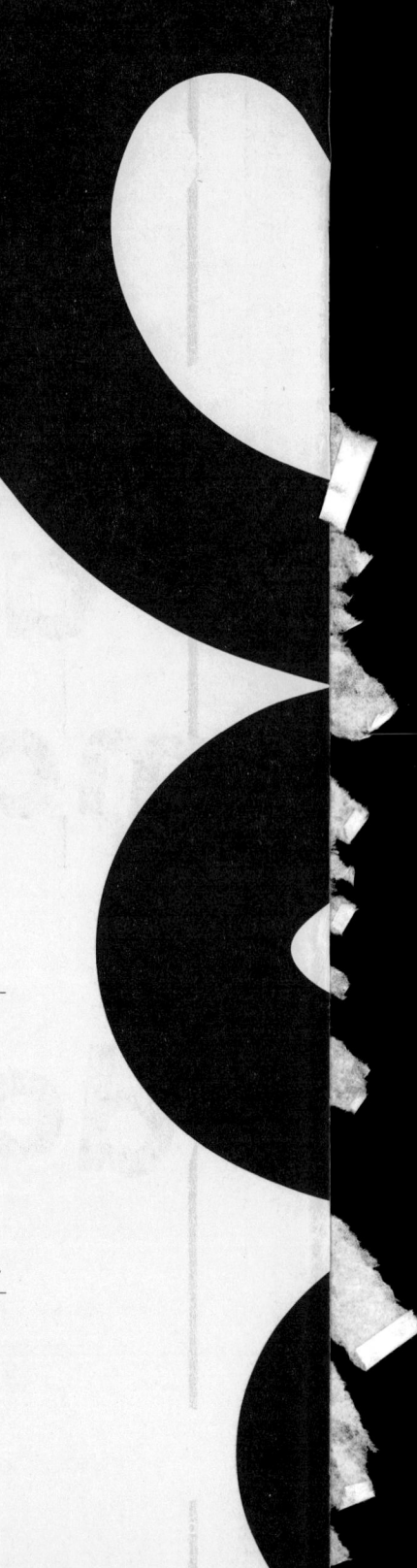

dani valente

a pessoa mais feliz do mundo*

Como a conquista de um intestino saudável me ajudou a superar uma doença crônica

*não é uma novela, mas o final será feliz

mqnr

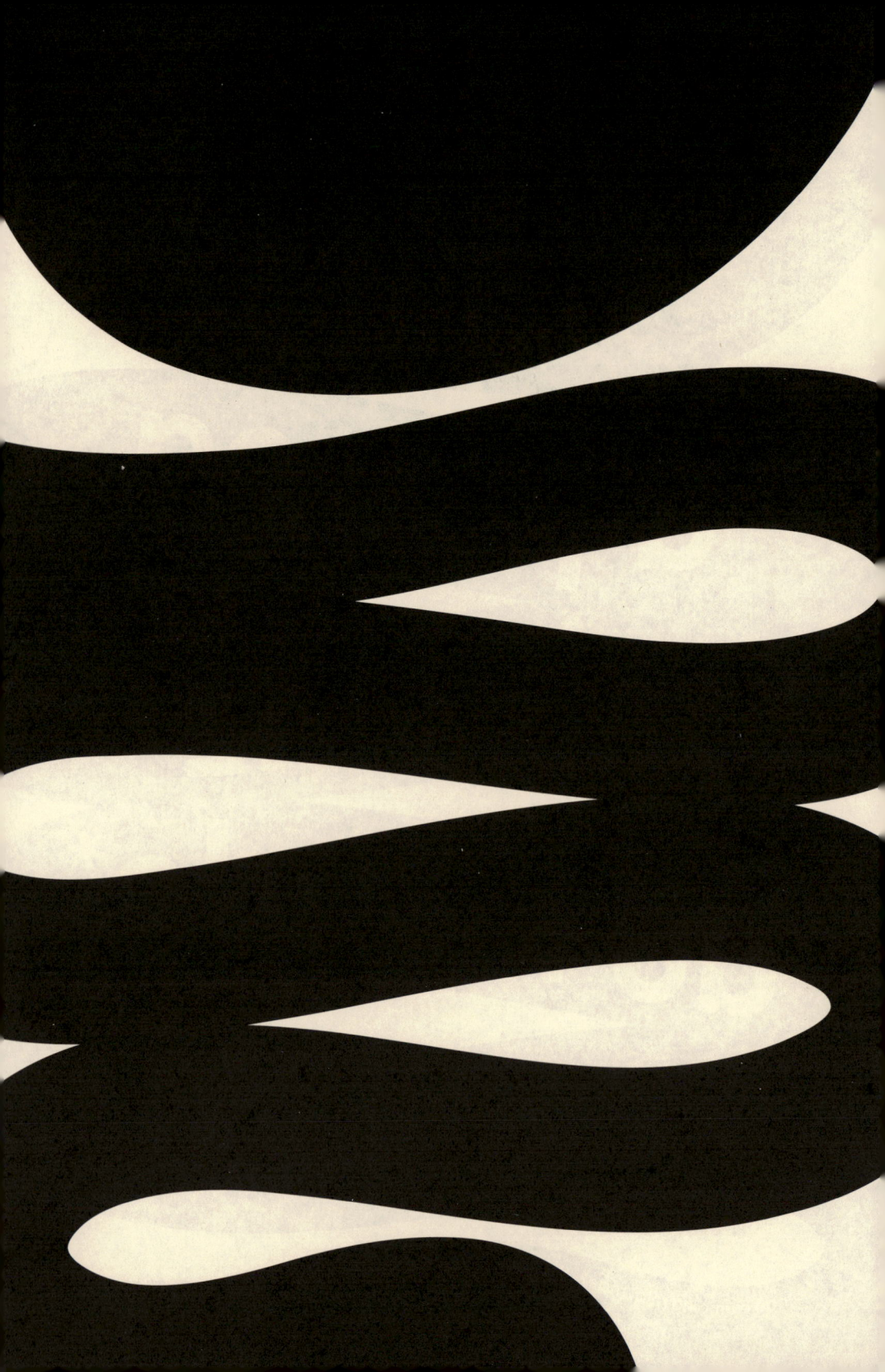

SUMÁRIO

7 PREFÁCIO
A virtuosa empatia de Dani Valente

13 CAPÍTULO 1
Preguiça, loucura ou essa tal de fibromialgia?

35 CAPÍTULO 2
Não é coisa da minha cabeça

45 CAPÍTULO 3
Um caminho desconhecido que me libertou

59 CAPÍTULO 4
Intestino, a grande estrela

83   CAPÍTULO 5
**Minha farmácia
é a feira**

109   CAPÍTULO 6
**Deixar de
ser escolhida
para escolher**

131   CAPÍTULO 7
**Os corpos
invisíveis**

159   CONCLUSÃO
**Quebra-cabeça
da fibromialgia**

163   **Agradecimento**

165   **Receitas**

219   **Referências**

PREFÁCIO

A virtuosa empatia de Dani Valente

Maria da Dores. Das dores noturnas, das dores sofridas, das dores sentidas, das dores de amores que nunca viveu. Mas um dia, Maria aos males deu fim. Maria das Dores, das dores morreu.

Era doutorando no Hospital de Clínicas de Porto Alegre, da Universidade Federal do Rio Grande do Sul, onde fiz a minha formação e, em seguida, as residências em Clínica Médica e Reumatologia, quando escrevi o poema acima. Foi há pelo menos quatro décadas, em uma agenda que me acompanhava à época, entre compromissos, relatórios, apontamentos de visitas a pacientes hospitalizados. Foi publicado no livro *Contos de bolso* pela editora Casa Verde, em 2005, com o título "Maria". Mas poderia ter sido *Fibromialgia*.

Lembrei desse pequeno texto instigado pela trajetória da Dani Valente, que podemos conhecer por meio desse relato pessoal, generoso, didático, honesto e terapêutico.

Como a autora bem descreve, fibromialgia é uma síndrome, um conjunto de sinais e sintomas variáveis, ao mesmo tempo múltiplos e individuais. Cada portadora percebe à sua própria maneira e intensidade. A sensação de dor fica bastante amplificada: um simples toque, um abraço, é um imenso desconforto. O paciente fibromiálgico pode apresentar dores no corpo todo e se sentir sempre cansado, com dificuldade para dormir ou acordar, como se não tivesse repousado plenamente. Também pode vivenciar dificuldades de concentração e de memória, ansiedade, formigamentos, dor de cabeça, tonturas, mudanças de humor, depressão, alterações intestinais e urinárias.

O diagnóstico é essencialmente clínico, e ainda não há exames que comprovem essa condição. Por isso, durante muito tempo foi desacreditada, tanto por quem é da área de saúde, quanto por familiares e até mesmo pelos próprios pacientes. Sem encontrar "uma causa", depois de uma exaustiva e infrutífera saga de consultas a profissionais de diferentes especialidades, os pacientes duvidam de sua situação – um descrédito que impõe brutal derrota à autoestima. Mas a dor sentida é real.

Atualmente, sabe-se que existe uma falta de regulação da dor, em parte à custa de alterações nos neurotransmissores, substâncias químicas que são produzidas pelas células nervosas – os neurônios. Alguns neurotransmissores agem diminuindo a dor, e outros a intensificam. A interpretação da dor no cérebro sofre muitas influências, entre elas as que decorrem das emoções. Emoções positivas – alegria e felicidade – podem diminuir o desconforto da dor, e as negativas – tristeza e frustrações – podem aumentar esse incômodo.

Fato bem usual: Dani demorou a receber um diagnóstico para a sua condição de paciente com dor crônica. A exemplo de tantos, chegou a sentir um paradoxal alívio ao saber que o que tinha de fato existia.

Não tenho dúvidas de que a fibromialgia também nos ensina a importância da escuta que deve ser dada ao paciente. É preciso ouvir a sua história, as suas queixas – atenção é a palavra-chave. Um novo e especial interesse é dado ao tema "dor". O estudo, a busca pelo entendimento de mecanismos causais e de alívio e até de mensuração mais adequada têm envolvido pesquisadores e gerado um olhar diferente. Mais compreensivo e mais atento. Talvez seja tarde para aquela Maria, mas não precisa ser assim. É o que nos ensina a Dani.

Mudanças comportamentais são importantes e começam com a percepção do que sentimos; podem ser trabalhadas com terapias e readequação de hábitos e condutas da vida diária. Exercícios físicos apropriados ajudam a reforçar as estruturas corporais. Cuidar do condicionamento físico torna o corpo mais resistente à dor, além de produzir substâncias que melhoram o humor e aliviam o desconforto. Entre as atividades recomendadas estão as aeróbicas (ciclismo, caminhadas e corridas leves e regulares, que auxiliam a manter o peso e liberam endorfinas), atividades aquáticas (natação e hidroginástica), pilates (que atua na postura, respiração, flexibilidade e equilíbrio) e Tai chi chuan. Técnicas fisioterápicas e acupuntura tem sido utilizadas e podem ajudar. Ao contrário de analgésicos e anti-inflamatórios, medicamentos que regulam emoções e agem sobre os neurotransmissores também podem ser úteis, em conjunto com os demais cuidados. Ansiedade e depressão são muito comuns na fibromialgia, portanto o apoio psicológico e/ou psiquiátrico pode ser fundamental em muitas situações. A expressão *Mens sana in corpore sano* (mente sã em corpo são) é inteiramente adequada quando se fala em tratar a fibromialgia.

Ao discorrer sobre essas e outras possibilidades, Dani Valente se baseia na experiência pessoal. Mas o que mais impressiona é o compromisso que ela demonstra em buscar sempre o conhecimento e a honestidade ao não encarar o tratamento como dogma, o que, embora não tenha comprovada evidência científica, tem base lógica e é benéfico na prática.

Diz-se, também sem evidência comprovada, mas por observações e vivências, que poderia haver certo padrão em quem sofre de fibromialgia. A própria autora faz essa referência. Fibromiálgicos parecem se sentir permanentemente cobrados, quando não por outros, por si mesmos, em fazer o certo, em não errar, em não se permitir falhar, se desviar ou se descuidar – não deixar para amanhã o que entendem que devem fazer hoje. Uma busca obstinada pela perfeição, que se torna "doentia". Cobram-se até por sentir a dor que sentem, como se não houvesse esse direito.

Se existe aí uma possibilidade, esse é outro mérito que a Dani demonstra. Ela catalisou toda essa energia em buscar ajuda não só para si. Entre tantos caminhos, Dani buscou inspiração em Hipócrates, que há milênios já preconizava: "Que seu remédio seja seu alimento e que seu alimento seja seu remédio". Hoje, ela se cuida e cuida dos outros.

Dani Valente acompanha ativamente o esforço da ciência em comprovar a relação entre o hábito alimentar e a sua influência sobre o risco de enfermidades crônicas e a importância no tratamento dessas doenças – entre elas, as denominadas autoimunes.

Outro mérito da autora: traz ao conhecimento dos leitores a importância que hoje se dá à microbiota e à epigenética. Uma visão apropriada da ecologia humana e a percepção do quanto dependemos da equilibrada estabilidade dessa variada e imensa população de tripulantes e passageiros microscópicos que abrigamos em nosso intestino – e que fazem de nós uma metáfora de uma espécie de nave espacial. Conceitos que se renovam e voltam a valorizar cientistas como Paul Ehrlich (1854-1915) e Ilya Ilyich Mechnikov (1845-1916), ambos premiados pelo Nobel de Medicina de 1908. Ehrlich, imunologista que ajudou a caracterizar anticorpos, entendia que o sistema imunológico teria mecanismos de proteção que não permitiriam que ele se voltasse "contra si mesmo". É possível predizer que no futuro nem se fale mais em doenças "auto" imunes, elas seriam provocadas por esse desequilíbrio. E Mechnikov foi o primeiro a estudar os probióticos.

Dani Valente já era conhecida e respeitada como excelente atriz e roteirista, atividades que dependem da empatia e da capacidade de viver o sentimento alheio. No papel que agora representa, ela parece ir além. Ensina a mudar enredos de vida e dá novo sentido a personagens que parecem fadados à dor e ao sofrimento. Admirável generosidade. Dani merece aplausos e a nossa leitura.

FERNANDO NEUBARTH

Médico em Porto Alegre (RS). Foi presidente da Sociedade Brasileira de Reumatologia, biênio 2006-2008, e, atualmente, preside o Conselho Consultivo da entidade. É chefe do Serviço de Reumatologia do Hospital Moinhos de Vento e diretor de Ensino e Pesquisa do Hospital Psiquiátrico São Pedro, da Secretaria de Saúde do Estado do Rio Grande do Sul.

CAPÍTULO 1

Preguiça, loucura ou essa tal de fibromialgia?

O ano era 2015, minha carreira de atriz e comediante estava indo muito bem. Tudo estava favorável. Eu fazia parte da equipe de atores da Rede Globo e do canal Multishow, e a peça que havia escrito, *100 dicas para arranjar namorado*, estava rodando o país. Casada, mãe de uma linda menina de quatro anos, tudo parecia perfeito. Mas não estava.

Certa noite, quando estava ao vivo no programa *Tomara que caia*, logo depois do *Fantástico*, enquanto a plateia ria, eu sentia uma enxaqueca absurda e dores por todo meu corpo. Apesar de ouvir as risadas ao meu redor, minha sensação era a de quem acabara de acordar de uma anestesia geral e era obrigada a correr uma maratona. Durante o intervalo do programa, eu só conseguia pensar "O que estou fazendo aqui?", mas eu só saí do Projac à meia-noite. Meus colegas foram para casa e eu, para o hospital. Pela quarta vez naquele ano.

No hospital, foram horas fazendo exames. Eu estava exausta, mas os resultados mostravam que estava tudo normal, dentro dos limites considerados saudáveis. O diagnóstico? Estresse por excesso de trabalho.

Mas a exaustão e as dores que eu sentia não pareciam algo que estava apenas na minha cabeça, então comecei meu tour pelos médicos. As dores eram terríveis, e havia um motivo: eu tinha sofrido um acidente de carro e naquela ocasião meu pescoço fez o movimento do chicote, o que provocou uma hérnia de disco na cervical.

Passei anos tratando aquela hérnia; mesmo assim, dependendo da época, as dores voltavam e me impediam de fazer qualquer coisa. A todo momento eu era obrigada a usar o colar cervical. Até que um ortopedista me disse que havia vários pacientes com hérnia de disco na cervical e viviam normalmente. Aquela conversa foi uma bandeira vermelha para mim.

As dores que sentia não ficavam sempre no mesmo lugar. Iam para o braço, para as mãos, depois surgia uma enxaqueca, dores nas pernas, dor no peito, até pontadas na barriga que me faziam desmaiar. *Peraí*! Isso já não era mais hérnia de disco. Meu corpo queimava, e qualquer aperto — até mesmo um abraço — começava a me incomodar, a doer mesmo. Além disso, tinha o cansaço, que ficava cada dia pior. A falta de energia para absolutamente tudo me deixava muito triste. Você já experimentou correr na areia? Era esse tipo de cansaço.

Fui a um dentista bucomaxilofacial, por causa daquela dor no maxilar que não passava, mas também não encontrei a solução. Procurei, então, um gastroenterologista, e ele me disse que eu só precisava incluir mais fibras na alimentação para ir melhor ao banheiro. Até que apareceram uns caroços no meu pescoço, e agendei uma consulta com um oncologista. Fiz vários exames — inclusive aquela punção no pescoço, que parece um ataque de vampiro —, mas nada disso acusou algum problema maligno.

As dores passeavam pelo meu corpo, a fadiga ficava cada vez pior. Parecia que um urso estava me abraçando com força 24 horas por dia, sem relaxar nem por um momento, e eu precisava estar com pique, muita disposição e concentração para seguir minha rotina. Fiz um monte de exames, tomei remédio atrás de remédio, até injeção de cortisona nas costas, que aliviava a dor temporariamente só para voltar ainda mais forte. Depois, fui tentar resolver a depressão, e lá fui eu para o psicólogo. No psiquiatra, saí com o meu kit tarja preta. Relaxei? Sim, até demais.

Tudo aquilo só aumentou o meu cansaço; eu não tinha energia para nada. Eu, que malhava, não tinha forças para caminhar. Pareciam sintomas de uma gripe forte, mas não era gripe.

"Muito estranho", comentei com uma prima.

E ela prontamente me deu o diagnóstico:

"Mau-olhado, isso aí é espiritual."

Então lá fui eu cuidar da parte espiritual. Passei por pai de santo, mãe de santo, padre, pastor, médium, cartomante, rezadeira... Acho que só não fui a um exorcista. E nada, mas nada mesmo, deu certo. Todos me diziam que eu não tinha nada, que estava tudo na minha cabeça. Ou seja, tudo me levava a acreditar que a culpa era minha.

DIAGNÓSTICO: CULPA?

A danada da culpa realmente não ajuda. Eu me sentia "preguiçosa" por não querer fazer nada, só ficar deitada. Não aguentava malhar, não queria trabalhar e, o pior de tudo, não tinha forças para brincar com a minha filha, Valentina. Foi o que pegou no meu coração. Eu via as outras mães brincando, com a maior energia, enquanto eu só queria ficar deitada ou, no máximo, sentada perto dela. Perdi vários momentos lindos com minha filha, como as festas de criança, às quais ela ia com a babá, enquanto eu só conseguia ficar deitada na minha cama e chorar olhando as fotos. Meu marido, Christiano, levava a Valentina todos os dias para andar de bicicleta, tomar uma aguinha de coco — e eu na cama. Meu coração se desesperava ao perceber que não estava conseguindo participar da infância dela. A tristeza me deixava com mais dores e mais cansaço.

Culpa e... vergonha. Eu sentia muita vergonha por "ser preguiçosa". Ficava com vergonha diante da minha mãe, do meu marido, enfim, de todos à minha volta. Eu não sabia o que tinha, muito menos eles! Mas ouvia muito: "Levanta da cama e vai brincar com a sua filha!", "Não desanima, não". Eu me sentia feia e sem graça. Um lixo. Eu só me achava mais bonitinha quando estava gravando com maquiagem e cabelo feito. Por causa dos remédios (e das intolerâncias alimentares que eu nem imaginava que tinha), fiquei muito acima do peso. E posso dizer que senti essa pressão estética no meu trabalho — até fui "zoada" em um filme de comédia.

Durante as gravações dos programas de humor, eu pedia massagens para qualquer um que passava na minha frente. Eu reclamava das dores e não queria fazer as cenas de abraço e de beijo, que exigiam muito do meu corpo. Percebi que isso estava incomodando meus colegas, que já estavam me achando uma fresca — e eles tinham razão, nem eu estava me reconhecendo. Ao final das gravações, eu sempre saía para tirar fotos com os fãs, mas comecei a fugir disso, pois cada abraço para uma foto me doía muito. Eu fazia piada, dizendo para eles gostarem mais de outras atrizes, mas era apenas uma forma engraçadinha de sair de uma situação que estava me deixando esgotada — e eu nem sabia o porquê. Eu ficava triste, irritada, sem paciência com ninguém, uma chata de galocha. Logo eu, que sempre fui muito tranquila.

Então, não. Não era coisa da minha cabeça. Tinha alguma coisa bem estranha acontecendo.

Um dia, depois de chegar EXAUSTA de uma gravação, prestes a cair no choro, meu empresário Marcus Montenegro me falou, todo animado:

"Você tem um teste para um papel maravilhoso na próxima novela das oito da Rede Globo!"

Quando desliguei o celular, chorei como uma criança.

"Chega! Eu não quero mais!"

Você tem ideia do que é isso para uma atriz? Uma atriz não se aposenta, sua alma só sai dos palcos quando ela parte para o outro plano! Era para eu estar pulando de alegria e ansiedade para fazer o teste e arrasar, mas, contra tudo o que sempre senti e acreditei, daquela vez eu queria desistir, me "aposentar". Se o cineasta James Cameron tivesse me convidado para fazer *Avatar*, eu não faria. Eu diria um "não" bem--educado, em inglês. Só conseguia pensar no que estava acontecendo comigo, na pessoa em que eu estava me tornando.

No dia seguinte, liguei para Marcus e disse que não sabia se faria o tal teste para a novela. Ele conversou comigo e me incentivou a tentar, então não desisti. Mas veja só como uma pessoa acaba se sabotando inconscientemente quando não está bem. Eu fiz um clareamento nos dentes para estar bem bonitinha na hora do teste, mas cheguei em casa com tanta dor e tão exausta que resolvi tomar uma vitamina C efervescente. Uma vitamina LARANJA. Como ficou o meu sorriso no dia seguinte? Pois é... O pior é que só percebi que meus dentes estavam completamente alaranjados quando os outros atores falavam comigo olhando para a minha boca. Quando me toquei da situação, perguntei a eles:

"Ninguém vai comentar que meu dente está completamente laranja?"

Todos riram.

No fim, o teste me deixou apenas mais angustiada. A diretora (bem famosa, por sinal) falava comigo, mas eu não conseguia me concentrar no que ela dizia, como se ela estivesse muito distante. Daí pensei:

"Preciso parar. Não sei o que está acontecendo comigo, mas tem alguma coisa bem errada aqui."

O trabalho continuava me chamando, mas, a cada convite, o que era para ser motivo de alegria me fazia tremer da cabeça aos pés. Então olhei para o meu marido e falei:

"Há oito anos você me chama para morar nos Estados Unidos. Acho que chegou a hora."

E, alguns meses depois, lá fomos nós!

NA TERRA DO TIO SAM

Com a mudança de país e estilo de vida, o que deveria me tirar do estresse, na verdade, piorou. Longe da família e dos amigos e ajudando minha filha de quatro aninhos a se adaptar a uma rotina completamente diferente, em vez de relaxar, fiquei mais cansada, mais estressada e mais triste.

Nos Estados Unidos, a vida era diferente. Nós nos mudamos para Los Angeles, não por causa de Hollywood (embora tenha sido ótimo a oportunidade de fazer cursos de roteiro na Universidade da Califórnia, a UCLA), mas porque meu marido morou aqui por muitos anos, desde sua adolescência. Christiano se formou em *Business* (administração de empresas) na Universidade Pepperdine, em Malibu, por isso Los Angeles era sua segunda casa, e acabou se tornando a minha e a de minha filha também.

Contudo, enquanto no Brasil meu único trabalho era ser atriz, aqui, além das aulas de roteiro que eu cursava na UCLA, eu e meu marido tínhamos que administrar nossa casa: cozinhar (o que eu não sabia fazer), limpar, arrumar, lavar... Eu só não passava roupa, pois isso já tinha entregado para Deus — até hoje só compro roupa que não precisa passar. O serviço de uma ajudante para cuidar da casa todos os dias, aqui nos Estados Unidos, é muito caro, até para o estadunidense de classe média. Imagina para uma família brasileira que recebia em reais e passou a viver em dólar?

Também não contava com a ajuda de ninguém para olhar a minha filha pequena. Aliás, esse era um dos meus planos quando me mudei. Eu queria dar conta da minha filha sozinha. E só quem é mãe sabe todos os afazeres que a maternidade envolve. Todos os dias, aprendo com as mães estadunidenses a arte de administrar o tempo. Vejo muitas mulheres com três, quatro filhos, e elas dão conta de preparar o lanche das crianças, levá-las para a escola, trabalhar, fazer o almoço, cuidar da casa, buscar as crianças, preparar o jantar, ajudar no dever de casa. E, claro, os pais também participam dessa maratona. O objetivo é fazer a coisa acontecer.

É muito comum por aqui encontrar artistas famosos, aqueles gigantes que você nem imagina encontrar um dia, na correria para deixar a filha na aula de dança, buscando na escola, visitando uma feira de arte, participando das mais diversas atividades como voluntários. Por que estou falando isso? Porque cheguei a um ponto em que eu não tinha forças nem para ir ao banheiro, enquanto muitos atores de Hollywood estavam metendo a mão na massa. E isso, além da dor física, gerava uma dor emocional imensurável, então a busca por um diagnóstico deveria continuar.

Lá fui eu para um novo tour pelos médicos, mas agora em inglês. Passei por vários especialistas, que também não sabiam me dizer qual era o problema, até que um bucomaxilo me indicou para uma neurologista, que, depois de muitas perguntas e de apertar vários pontos no meu corpo, finalmente me deu a resposta: 98% de chance de ser fibromialgia. Foi assim mesmo, sem máquinas enormes, agulhas ou sangue coletado — ainda não existe nenhum exame que detecte a fibromialgia, apenas a experiência do médico.

Ok, eu tinha um diagnóstico. Como deveria me sentir sobre isso?

Parece loucura, mas quem sofre desse mal passa por tantos médicos, tantas avaliações inconclusas, que receber um diagnóstico é melhor do que continuar sem resposta. Eu fiquei aliviada: pelo menos não era coisa da minha cabeça. Eu não estava louca, nem era preguiçosa. Eu estava doente. *Yes!*

Pronto. Passado o alívio e a alegria da descoberta, a ficha caiu: eu tinha uma doença que precisava ser tratada.

Comecei a tomar os remédios e... meu corpo os rejeitou. Tive alergia. Os medicamentos que eu tinha em casa para dor não davam mais conta. Daí lembrei o que eu fazia no Brasil para aliviar minhas dores, principalmente minha dor na coluna cervical. Eram três tipos de tratamento, todos holísticos:

- Reeducação postural global (RPG), com o objetivo de alongar, equilibrar, tonificar e reeducar as cadeias musculares para tratar ou prevenir lesões.
- Osteopatia, uma técnica de terapia manual que visa ao equilíbrio do corpo, considerando-o como um todo. Embora essa técnica tenha sido desenvolvida pelo médico estadunidense Andrew Taylor Still, no Brasil, a osteopatia chegou pelas mãos do osteopata francês Bernard Quef. Eu adoro!
- Pranaterapia, ou cura prânica, a medicina do corpo energético. Gostei tanto que acabei me certificando em *pranic healing* em Los Angeles.

Daí pensei: "Vou procurar maneiras alternativas de tratamento, porque o convencional não está funcionando. Preciso mudar".

Só não imaginava que a mudança seria tão grande.

UMA VIRADA DE CHAVE

Apesar de finalmente ter um diagnóstico, nenhum tratamento parecia aliviar o que eu sentia, e passei três meses de cama. Estava novamente perdendo as esperanças quando minha amiga Mina Nercessian, não aguentando me ver daquele jeito, me contou sobre uma nutricionista holística que tinha aquele mesmo problema e ficara ótima depois de mudar a alimentação. Ela disse que a nutricionista havia se curado. Comentei que esse tipo de coisa não tinha cura, mas Mina respondeu:

"Pode não ser a cura, mas ela está ótima, e você vai se consultar com ela!"

E foi o que fiz. Não foi fácil. Primeiro, a nutricionista holística me pediu vários exames de sangue para ver possíveis deficiências nutricionais. Esses exames só podem ser solicitados pelo médico. Na época, meu médico trabalhou em parceria com a nutricionista, e isso me ajudou bastante. Além dos tradicionais, fiz os exames de genética, de intolerâncias alimentares com índice de *Candida albicans* (guarde esse nome, pois ele é bem importante), de metais pesados e teste de epigenética. Dessa vez, os resultados não foram nada normais como os anteriores. Havia muita informação que só mostrou inflamação, excesso de bactérias ruins no intestino, fungos, metais pesados e intolerâncias alimentares — ou seja, desequilíbrio da flora intestinal. E aí começou minha jornada como paciente de uma medicina diferente, a chamada medicina funcional ou integrativa, baseada não em aliviar os sintomas, mas investigar e tentar resolver a raiz do problema e ir a fundo na causa.

Naquele momento, um mundo que eu desconhecia se abriu para mim, e tudo começou a fazer sentido. Fiquei chocada como alimentos podem nos trazer saúde e nos deixar doentes. Por nunca ter me dado conta do poder da alimentação, eu não escolhia com cuidado o tipo de comida que colocava dentro do meu corpo, então precisava correr atrás do prejuízo.

Comecei alterando minha dieta para algo muito restrito, que afetou demais a parte emocional e psicológica, principalmente por ter sido de maneira tão radical. Cheguei a ficar com raiva de ver as pessoas comendo pizza, sentia vontade de dar um tapa na cara delas. Mas parecia que eu não tinha outra saída a não ser mudar por completo; só assim a minha antiga persona poderia morrer e a nova Dani renascer das cinzas. Eu queria sair daquela situação de qualquer jeito, não aguentava mais me sentir um zumbi. Eu ia dormir tão sem energia que não tinha certeza se acordaria no dia seguinte. E não conseguia segurar o choro toda vez que olhava para minha filha.

Mudar hábitos não é fácil, mas é possível. Minha relação com a nutricionista era de amor e ódio: ao mesmo tempo que eu começava a me sentir melhor e ficava muito agradecida a ela, eu não podia comer absolutamente nada do que mais gostava — tipo chocolate, pão, biscoito, bolo, pizza, massa ao molho quatro queijos, churrasco, pastel e uma lista infinita de calorias vazias, ou seja, sem nutriente nenhum. Eu era uma desnutrida, mesmo dez quilos acima do meu peso ideal. Eu raramente comia vegetais. Gostava de frutas, mas não sabia que também eram açúcar.

Além dos alimentos, completamente novos para mim, tive uma lista bem grande de suplementos para tomar. Durante dois anos, eu não ia a lugar nenhum sem minha pequena mala de suplementos. Hoje em dia, confesso que ainda estudo para reduzir a quantidade. Procuro tomar o mínimo necessário, mas esta já é uma jornada mais avançada.

Depois de alguns meses de tratamento, comecei a me sentir melhor, com menos dor, mais energia. Sem pensar na parte estética, acabei perdendo peso normalmente. Na verdade, fiquei mais magra do que deveria. Um dia, mais ou menos oito meses depois de ter começado minha mudança alimentar, acordei completamente sem dor. Eu virei para meu marido e perguntei:

"É assim que vocês vivem? Isso é maravilhoso! A vida pode ser assim?"

Quero deixar claro que cada um tem seu tempo para obter resultados, ok? Tem gente que melhora muito rápido, tem gente que leva mais de dois anos para sentir alguma diferença. Na maioria das vezes, as pessoas que dão aquela escapadinha na dieta são as que demoram mais ou não conseguem ver resultado algum. Mais tarde falaremos da dieta em si.

O mundo holístico é bastante amplo e há muito a ser descoberto. Comecei essa jornada não só para ajudar o meu corpo físico com os alimentos, mas também mergulhei de cabeça para tratar o corpo energético e espiritual. Todos esses corpos afetam o emocional e o psicológico. Então escolhi estudar *pranic healing* (ou pranaterapia) com o mestre Stephen Co, baseado nos estudos do grande mestre Choa Kok Sui. Como vi resultado com as minhas dores, decidi me aprofundar e lá fui eu: três certificados de *pranic healing*. Na pranaterapia, aprendemos que os órgãos são atingidos primeiro no plano energético, para depois manifestar o problema no físico. Fui fazer meditação e me tornei aluna do *self-realization fellowship* (fraternidade da autorrealização), do mestre Paramahansa Yogananda.

Ainda no tratamento energético e espiritual, aprendi sobre meditação transcendental, fundada pelo Iogue Maharishi Mahesh, que trouxe essa técnica de meditação simples. Com centenas de estudos e pesquisas publicadas, a meditação transcendental se mostra altamente eficaz para condições relacionadas ao estresse, à função cerebral e à saúde cardiovascular. Eu tenho o meu mantra específico e procuro meditar sempre. Também fiz detox pelos pés (detox iônico), em que você coloca os pés em uma bacia com uma ferramenta de cobre e as toxinas vão saindo; os estudos ainda precisam ser mais aprofundados em relação a esse tratamento, mas eu experimentei. Não posso afirmar se foi eficiente, pois teria que ter feito um teste de metais pesados antes e depois do tratamento para confirmar a eficácia. Fiz também a hidrocolonterapia, que consiste basicamente em uma superirrigação com água bem limpinha injetada "naquele lugar", depois você vai para o vaso sanitário e elimina tudo, só fica a alma. Esse, sim, dá para sentir o resultado na hora.

Uma pequena curiosidade: o único livro que Steve Jobs tinha em seu iPad quando morreu era *Autobiografia de um iogue*, do Paramahansa Yogananda.

Quando falo sobre tratamentos alternativos, muita gente me pergunta sobre quiropraxia, osteopatia e acupuntura. Tudo isso é muito bom, mas não considero tratamentos alternativos, e sim complementares. É claro que, se você tiver alguma doença crônica, não precisa passar por todos esses procedimentos de uma só vez. O ideal é você encontrar aquele de que o seu corpo gosta mais. Quando descobri sobre a fibromialgia, ninguém falava sobre esse assunto, e as poucas pessoas que encontrei, como certos grupos de "apoio", se debruçavam mais sobre o problema e não mostravam solução alguma. Desculpe-me, mas eu não aguentava mais minhas próprias reclamações, quem dirá as dos outros. Notícias e palavras negativas me deixavam mais sensíveis à dor, e eu sempre fui de partir para ação — sem focar no problema, mas na solução. Por isso, saí em busca de respostas.

A VIDA ALÉM DA FIBROMIALGIA

Energeticamente falando, não é uma boa ideia se identificar com a doença, afirmando todo o tempo que se tem fibromialgia. Isso faz seu cérebro acreditar que você é a doença, e se livrar dessa síndrome fica cada vez mais difícil. Por isso, recusei várias entrevistas para falar do "meu problema, a fibromialgia". Eu não queria explorar, nem deixar que explorassem, as dificuldades e tristezas que essa doença causa. Só falaria quando tivesse a solução, quando finalmente conseguisse viver de uma maneira saudável — faria isso para ajudar outras pessoas. Escolhi não me identificar com a doença.

Hoje sei que a fibromialgia aparece quando estou em desequilíbrio, ou seja, quando escapo da minha dieta, quando paro de meditar, quando deixo de tirar o meu momento de descanso e me estresso. Medos extremos, traumas emocionais, ambientes tóxicos, tudo isso procuro evitar. Hoje tenho mais consciência e realmente faço escolhas baseadas na minha saúde e bem-estar. E, sim, renuncio a muita coisa. É muito difícil em vários momentos, mas esse novo mundo me abriu os olhos. Por ter passado a maior parte da minha vida nos palcos e em frente às câmeras, meu ego tenta voltar com força total, mas eu respiro, me afasto e falo para mim mesma:

"Daniele, o mundo já existia antes de você chegar nele, e vai continuar existindo depois que você se for. Você é apenas uma formiguinha nesse vasto Universo."

Já parou para pensar nisso? A necessidade que criamos de sermos "importantes", famosos, lembrados, desejados, ricos, influentes, com títulos importantes, com objetos caros de grandes marcas. Para quê?

No dia em que eu acordei sem dor e com energia, eu era a pessoa mais feliz do mundo. Naquele momento, eu pensei: "Eu tenho tudo de que preciso, eu tenho saúde e alegria em meu coração". E foi justamente durante uma péssima fase financeira. A partir desse dia, considerei a fibromialgia uma professora maravilhosa. Ela não estava ali para me castigar, mas para me mostrar o caminho para a felicidade. Um caminho que antes eu não enxergava, acreditando nessa felicidade extrínseca que a nossa sociedade inventou. Nessa ilusão criada por nós, inventamos regras que dizem que, para ser feliz, é preciso ser jovem, atraente, famoso, rico, casado, com filhos (de preferência um casal), morar em uma mansão, ter um carro importado e viajar o mundo inteiro para ostentar tudo nas redes sociais, e, então, ser reconhecido, influente, invejado.

Ai, que preguiça! Conheço muita gente que tem tudo isso e sente um vazio enorme, cercados por uma prisão de luxo sem nenhum propósito. Tudo é propósito. Dinheiro traz felicidade? Somente quando há um propósito. Dinheiro só para si causa desequilíbrio. As pessoas acabam ficando doentes por tentar superar as expectativas alheias, falando para si mesmas que são perfeccionistas. Eu conheci uma pessoa que falava que, toda vez que se sentia deprimida, ela comprava uma bolsa maravilhosa e a depressão passava. Quando eu perguntava por quanto tempo ela ficava bem, ela me respondia: "Apenas algumas horas". Eu perdi essa amiga para o câncer.

Quero que entendam que as doenças misteriosas, como as crônicas, têm raízes muito profundas, mas se não tivermos força de vontade, determinação e, acima de tudo, cabeça e coração abertos para mudar a nós mesmos e o nosso mundo interior e enxergar o planeta Terra de outro modo, podemos cair em um ciclo vicioso de dor e falta de cuidado. E qual o primeiro passo para cortar esse ciclo? A atenção ao corpo físico pela alimentação. Por mais difícil que pareça, essa é a parte sobre a qual temos total controle. Minha jornada não teria resultado algum se a alimentação não cumprisse seu papel.

Durante meu próprio processo de investigação da fibromialgia, pesquisei muito sobre o poder do alimento e fui me apaixonando pelo assunto. Comecei a estudar mais acerca de cura por meio da comida, doenças autoimunes, glúten e intestino. Me sentia cada vez melhor, e passei a ajudar minha família e amigos compartilhando as informações que eu estava aprendendo. O retorno era cada vez mais positivo. Minha mãe ficou toda feliz quando o seu médico perguntou o que ela estava fazendo, pois os seus exames estavam melhores que os anteriores. Uma amiga me disse que não tinha mais constipação e que sua raiva havia diminuído. Certo dia, quando vi uma luz no fim do túnel, postei sobre o assunto no Instagram:

> Há um ano mais ou menos, fui diagnosticada aqui nos EUA com fibromialgia. Uma doença que faz basicamente a gente sentir dores por todo o corpo, exaustão e uma depressão danada por não conseguir fazer 10% do que você gostaria. Por isso, mudei meu estilo de vida. Dou valor a cada momento alegre com a minha família. Foquei em escrever mais do que atuar. Escolho somente os trabalhos que me trazem alegria. Sem falar na alimentação

saudável, o contato com a natureza e a meditação. Por que estou contando isso? Pra você dar valor às coisas simples da vida sem precisar sentir dor! Seja feliz todos os dias, ok? É o que desejo do fundo do coração. #simplelife #fibromyalgia

O que eu não imaginava é que a repercussão seria tão grande que chegaria a ser entrevistada pela revista Veja:

"PENSEI QUE FOSSE DEPRESSÃO"

A atriz explica as dores de quem sofre, como ela, de fibromialgia — a mesma doença que fez a cantora Lady Gaga cancelar recentemente sua participação no Rock in Rio

Quando sentiu os primeiros sintomas da doença?

Notei que havia algo errado em 2014, porque me sentia muito cansada durante as gravações de um programa que eu fazia no Multishow. Sentia dores por todo o corpo, não conseguia virar o pescoço e, de vez em quando, ia para o ensaio com colar cervical. [...] Quando chegava em casa, sentia um cansaço absurdo, a ponto de quase desmaiar. Chorava embaixo do chuveiro quente para aliviar as dores. Achei que estava depressiva. [...]

Como são as dores?

No meu caso, elas são piores no pescoço. Sinto dores fortes nas costas, articulações, pele. E tenho enxaqueca. Nada disso me impede de

andar. O que me deixa de cama é a exaustão. É como se eu estivesse com aquela gripe fortíssima que faz com que você não consiga sair da cama. É sinistro.

Como se trata hoje?

Estou me tratando com uma naturopata. Ela diz que preciso ser paciente e deu um prazo de dois anos para que eu me sinta recuperada. Tomo vitaminas, e minha alimentação é orgânica. Cortei o glúten, a cafeína e o açúcar refinado. Faço massagens, meditação e ando descalça na terra. O contato com a natureza e com o espiritual é fundamental. Quando estou conectada, não sinto dor. [...]

Fonte: Meire Kusumo. "Pensei que fosse depressão".
Revista Veja, São Paulo, 11 out. 2017. Conversa, p. 34.

Logo depois dessa reportagem da Veja, em 2017, havia mais de 10 mil resultados para o assunto "Dani Valente sobre fibromialgia" no Google.

Passei a receber muitos pedidos de ajuda, então conversei com médicos e cientistas para saber como poderia auxiliar essas pessoas de um jeito mais aprofundado. Foi quando comecei a procurar lugares onde eu poderia aprimorar meus estudos sobre o assunto. Queria investir na nutrição holística, pois era literalmente o que tinha me tirado da cama, mas não encontrei nenhuma faculdade que oferecesse um curso especializado, havia apenas de nutrição tradicional, em que você trabalha em hospitais ou no governo. Não era o que me interessava. Segui em minha busca. Até que achei um curso de nutrição holística certificado e reconhecido internacionalmente, com todas as credenciais possíveis. Me matriculei na hora. O mais legal é que, de todas as opções, acabei entrando na mesma escola que a minha nutricionista holística estudou. Quando eu soube disso, fiquei aliviada.

Lembro que, quando procurava informações e experiências sobre fibromialgia, havia dois tipos de relatos: de pessoas que passavam pela mesma situação que eu, mas não encontravam solução, e de profissionais bem-intencionados e muito estudados, mas que nunca sentiram a doença na pele. Aprendi coisas nos Estados Unidos que eu nunca havia ouvido falar no Brasil, e eu não poderia guardar aquela quantidade e qualidade de informações só para mim. Então comecei a divulgar alguns conteúdos no Instagram. Certa vez, publiquei uma foto minha tomando um suco verde e expliquei a receita. Levei um susto quando algumas pessoas falaram que eu não era nutricionista e, por isso, não podia falar que tipo de alimentação fazia bem à saúde. Mesmo que elas tenham sido rudes, essa situação me deu mais garra para continuar estudando. E, mais importante do que esses *haters*, foi o sinal positivo: eu estava no caminho certo, com mais confiança, para ajudar as pessoas.

A VIDA NOVAMENTE TOMANDO OUTRO CAMINHO

Certa vez, conversando com o doutor Cristiano Boneti — um especialista em câncer de mama que atende em Beverly Hills e que eu conheci aqui em Los Angeles —, ele me incentivou a terminar o curso, pois acreditava bastante na linha holística e queria me indicar para seus pacientes. E o melhor: assim que pegasse meu certificado, ele queria que eu trabalhasse na clínica dele. O quê!? Eu fiquei emocionadíssima! Nunca imaginei, em toda a minha vida, que um dia receberia um convite desse tipo, ainda mais de um médico tão renomado.

Lembro que, na época, eu estava enlouquecida escrevendo uma série para o Amazon Prime chamada *Desjuntados*, com a Mina, aquela amiga que havia me apresentado à nutrição holística. O projeto estava a todo vapor, e eu estudava nutrição à noite e fazia as provas nos fins de semana. Foi uma loucura. Até que, depois de quase dois anos, finalmente me tornei uma nutricionista holística.

Assim teve início essa nova fase da minha vida. A cada passo que dou, me sinto mais alinhada a um propósito. Quando você escolhe viver com intenção, sua expressão genética trabalha a seu favor, otimizando inclusive sua saúde física e bem-estar, e seus chakras (corpo energético) se alinham, aumentando a possibilidade de você viver com mais energia, disposição, alegria e paz. Hoje, além de escrever roteiros para TV e para o cinema, atendo como nutricionista holística aqui nos Estados Unidos e em vários países pela internet. Fundei o Unique Nutritional Advice Method (UNA - Aconselhamento Nutricional Único, em português), onde dou conselhos de saúde e bem-estar baseados no teste de epigenética que realizo. A cada depoimento emocionado que recebo, meu coração se enche de alegria e me diz que estou no caminho certo.

Por que resolvi contar esse trecho da minha vida? Porque quero que saiba que você não está só. Não importa se você trabalha na TV ou em um escritório, ou se escolheu ficar em casa cuidando de sua família.

Você foi feito para ser feliz, você tem direito à felicidade. Você MERECE ser FELIZ e SAUDÁVEL. Por mais que seu corpo esteja desequilibrado e que você tenha recebido títulos como fibromialgia, lúpus, esclerose múltipla, é possível, sim, melhorar e recuperar a qualidade de vida.

Se você, assim como eu, levou anos inflamando o seu corpo até chegar a esse ponto, a boa notícia é que quando você usa as ferramentas certas e, principalmente, consome alimentos que fazem bem ao seu DNA, a recuperação é muito mais rápida do que o tempo que levou para você inflamar o seu corpo. Vi isso acontecer comigo e com várias clientes. Porque nosso corpo foi programado para ser feliz e saudável; pela falta de conhecimento, nós é que teimamos em estragá-lo. Por isso, agora, vou explicar as peças desse quebra-cabeça, mas o desenho dele só você pode revelar. O mais interessante é que cada um apresenta uma imagem diferente da outra. Mas todos são lindos, porque são únicos.

CAPÍTULO 2

Não é coisa da minha cabeça

As doenças crônicas são muito comuns, e você provavelmente conhece alguém que convive com uma. Geralmente, elas acompanham a pessoa durante a vida toda, mas têm diversos tratamentos disponíveis, tanto clínicos como alternativos. Ou seja, as doenças crônicas não são uma sentença de morte — na verdade, é possível ter uma ótima qualidade de vida *apesar* da doença.

A Organização Mundial da Saúde (OMS) define como doença crônica as de longa duração e lento desenvolvimento, que resultam de uma combinação de fatores genéticos, fisiológicos, ambientais e comportamentais, como o uso de cigarro e álcool, a inatividade física e as dietas pouco saudáveis. Entre as principais doenças crônicas estão as cardiovasculares (ataques cardíacos e derrames), respiratórias (asma), câncer e diabetes. Pessoas de qualquer faixa etária, gênero e região podem ser afetadas. A maioria das doenças crônicas não tem cura, mas possui tratamento, o que em geral envolve mudanças no estilo de vida.

Agora eu quero falar de outro tipo de doença: a autoimune.

Você já deve ter notado os vários sinais que nosso corpo dá quando está combatendo os vírus e as bactérias ruins: febre, cansaço, falta de apetite, diarreia. Esses sintomas significam que os anticorpos — os soldados que protegem nosso organismo — estão lutando contra invasores. Mas você já se perguntou como os anticorpos sabem diferenciar as propriedades adequadas para o nosso corpo daquilo que faz mal à saúde? Bem, às vezes eles não conseguem e acabam atacando, além dos vírus e das bactérias ruins, as células boas, os tecidos e os órgãos. Quando isso acontece, em geral começamos a ter os mesmos sintomas de infecções ruins, que é, na verdade, o nosso corpo em desequilíbrio. Isso é o que chamamos de doença autoimune.

E o que uma coisa tem a ver com a outra? É que toda doença autoimune é crônica. Isso mesmo. O nosso corpo não entra em desequilíbrio de uma hora para outra; leva muito tempo para os sinais realmente aparecerem e, com algumas exceções, mais tempo ainda para receber um diagnóstico apurado e começar o tratamento. Entre as doenças autoimunes crônicas mais conhecidas estão o lúpus, a esclerose múltipla, o vitiligo e a artrite.

E a fibromialgia? Bem, até pouco tempo atrás, ela era considerada "apenas" uma doença crônica, com origem no cérebro. Mas um estudo recente (2021) do Instituto de Psiquiatria, Psicologia e Neurociência do King's College London, da Universidade de Liverpool e do Instituto Karolinska encontrou evidências de que a síndrome da fibromialgia possa ser uma doença do sistema imunológico, em que os anticorpos atacam os nervos. Ou seja, autoimune. Conforme a Sociedade Brasileira de Reumatologia:

> A síndrome da fibromialgia (FM) é uma síndrome clínica que se manifesta com dor no corpo todo, principalmente na musculatura.

Junto à dor, a fibromialgia cursa com sintomas de fadiga (cansaço), sono não reparador (a pessoa acorda cansada) e outros sintomas como alterações de memória e atenção, ansiedade, depressão e alterações intestinais. Uma característica da pessoa com FM é a grande sensibilidade ao toque e à compressão da musculatura pelo examinador ou por outras pessoas.

Segundo estimativas, a fibromialgia atinge cerca de 3% dos brasileiros — quase 7 milhões de pessoas (dados de 11 de maio de 2020) —, mas é possível que sejam muito mais.

O que eu quero dizer com isso? Que a fibromialgia (como muitas outras doenças) ainda é um completo mistério para a ciência. Por isso, se você é uma daquelas pessoas que estão em busca de respostas para seus problemas de saúde, saiba que não está só. Pessoas com fibromialgia, doenças autoimunes e doenças crônicas em geral levam anos para encontrar respostas para o que elas sentem, pois ainda há muito o que descobrir sobre causas, testes de diagnóstico, tratamentos e curas.

A UNIÃO FAZ A FORÇA

A ciência precisa avançar não apenas nas pesquisas sobre as doenças, mas também no modo como elas são divididas. "Não entendi, Dani, como assim?" Bem, muitas doenças são problemas multifatoriais (ou seja, têm diversas causas), o que pode ser um motivo para não haver um único teste para diagnosticá-las. Em outras palavras, a medicina ocidental/tradicional setoriza o corpo humano em diferentes partes, e cada médico é responsável por uma: o cardiologista, o neurologista, o gastroenterologista e por aí vai. Mas, se uma doença tiver origem em partes distintas, como os médicos vão descobri-la?

É por isso que pacientes com doenças crônicas demoram tanto para ter um diagnóstico: os especialistas não conversam entre si. Por exemplo, na fibromialgia, a especialidade que mais se aproxima do tratamento é a reumatologia, que cuida do sistema musculoesquelético e dos tecidos. Porém, lembra que eu comentei que os pesquisadores desconfiam que a origem da doença é no cérebro ou nos nervos? Quem cuida dessa parte é a neurologia, que não tem nada a ver com a reumatologia. E, como comentei anteriormente, a alteração em minha dieta e o cuidado com meu intestino foram decisivos em meu tratamento. Pois então: quem cuida desse segmento é o gastroenterologista e o nutricionista.

Está vendo como é importante as especialidades se complementarem? É por essa razão que, no caso de doenças autoimunes, a medicina integrativa/oriental/funcional tem mais sucesso no tratamento, porque ela trata o corpo como um todo. É evidente que a medicina ocidental é maravilhosa — por isso, se você quebrar uma perna, corra para o hospital, não para a acupuntura —, mas, para tratar doenças autoimunes, a medicina integrativa pode ser a melhor escolha.

Aqui em Los Angeles, vejo um movimento cada vez maior de médicos da área tradicional se especializando em medicina funcional. Tenho contato com alguns médicos integrativos, e uma vez perguntei para uma pediatra e para uma médica geral por que elas trocaram suas áreas pela prática integrativa. As respostas foram bem parecidas: "Eu não troquei, apenas complementei, pois quando tive que lidar eu mesma com um problema autoimune, a medicina tradicional não me ofereceu respostas". A outra médica teve uma pessoa da família com uma doença autoimune, então ela partiu para essa medicina para ajudar alguém que tanto amava. Diante da falta de respostas e soluções para esse problema, os clínicos que não unem os conhecimentos da medicina ocidental com os da oriental ficam limitados.

Como eu disse, não há cura para a maioria das doenças crônicas, inclusive a fibromialgia. Talvez a medicina genética um dia descubra o gene que causa a fibromialgia e desenvolva um remédio para desligá-lo. Mas, enquanto esse dia não chega, a doença autoimune continuará sendo um grande quebra-cabeça.

E para a pessoa diagnosticada com fibromialgia, doenças autoimunes ou até para aquela que simplesmente quer se sentir mais saudável, informação é a solução. Para quem tem esse tipo de problema, é importante tomar a responsabilidade, fazer a sua parte no caminho para conseguir recuperar um estilo de vida saudável, com mais disposição e menos dor. Porque (sempre vou repetir isso aqui): você foi feito para ser feliz e saudável. Por mais que lá no fundo não acredite, a verdade é que você merece ser amado. Gosto muito de uma frase da escritora Brené Brown que diz: "Fale com você mesmo como falaria com alguém que ama". Para tomarmos as rédeas da nossa saúde, precisamos nos amar em primeiro lugar. Sei que esse pensamento envolve culpa, pois aprendemos que cuidar de nós mesmos seria puro egoísmo. A frase da Bíblia "Ame o seu próximo como a si mesmo" é muito difícil de colocar em prática se você não se ama, concorda?

Por que estou falando tudo isso? Porque não basta existir um médico supercompetente capaz de tratar uma doença crônica, o paciente precisa fazer a parte dele. Levamos anos tentando "vencer na vida", correndo atrás do sucesso e da aprovação dos outros, mas acabamos deixando nós mesmos de lado, principalmente no quesito alimentação. A correria do dia a dia nos faz colocar o que é mais fácil, rápido e, de preferência, artificialmente mais gostoso, dentro do nosso corpo. No Brasil, temos uma cultura de querer ganhar bastante dinheiro para contratar alguém que cozinhe para nossa família. Além disso, vejo um crescimento preocupante do consumo de comida que se pede por *delivery*, justamente por ser mais rápido e prático do que cozinhar em casa. Apesar de esses aplicativos terem muitas opções de pratos e restaurantes, nem sempre escolhemos as mais saudáveis. Temos a mania de cometer excessos sem medo, pois, caso tenhamos algum problema de saúde, haverá um médico para nos curar. Não é bem assim.

Eu pensava dessa forma, mas a fibromialgia me ensinou que eu precisava mudar, enxergar a mim mesma e, consequentemente, os outros e o planeta, com mais amor. Amando a mim mesma, consigo amar mais o próximo. E, principalmente, cuidar de mim é o primeiro passo para conseguir ser a mãe que eu quero ser.

Mães com fibromialgia normalmente se sentem muito culpadas, porque acham que estão falhando por não terem energia para dar a total atenção que os filhos merecem. Muitas vezes não conseguimos nem levantar da cama, que dirá sair correndo para brincar de pique-pega, não é verdade? Calma aí! Agora é a hora que você precisa se cuidar com muito carinho, para, quando estiver bem, ser a mãe que sempre sonhou. Não, não precisa deixar as crianças de lado. Só falo para ter mais paciência com você mesma e menos culpa.

TRATAMENTO: EMPATIA

Ninguém tem muita paciência para ouvir de verdade os problemas de quem tem uma doença autoimune — inclusive os médicos. São as camadas emocionais e psicológicas que os profissionais da saúde mais precisam entender. É preciso desenvolver um olhar além do profissional: o de ser humano para ser humano. Isso se chama empatia, um tratamento muito poderoso.

As pessoas com doenças misteriosas são frequentemente desacreditadas, pois é difícil provar o que sentem quando os exames não apontam algo concreto. Elas se sentem culpadas e cometem um erro grave: procuram inconscientemente mostrar que estão doentes para que acreditem nelas. Esse tipo de comportamento faz elas se identificarem cada vez mais com o problema, constantemente afirmando para todos que estão doentes, deixando os outros e a si mesmas em situações desconfortáveis. Para evitar esses momentos e não ser obrigadas a falar do problema, elas esquivam de encontros sociais e se jogam em um isolamento nada saudável. Isso se torna um ciclo vicioso cada vez mais difícil de ser quebrado.

Eu mesma era uma pessoa que sempre organizava encontros com grupos grandes de amigos, mas acabei me isolando. Quando raramente comparecia a um evento público, evitava dar entrevistas, o que passava muitas vezes uma mensagem errada de arrogância, enquanto, na verdade, estava ali só tentando não desmaiar na frente de todos. Isso acabou desenvolvendo novos problemas físicos e psicológicos, como ansiedade e depressão — outras doenças que as pessoas cismam em acreditar que são "coisas da nossa cabeça".

Afinal, a relação histórica que se estabelece entre esse tipo de doença e as mulheres vêm sendo, há muito tempo, caracterizada como histeria feminina. Durante o século XIX, quando uma doença não era imediatamente identificável, a paciente era considerada "histérica", e tal diagnóstico era embasado por dezenas de textos médicos. Notáveis médicos e psiquiatras afirmavam que essa era uma tendência percebida em mulheres que fabricavam sintomas para conseguir atenção e simpatia. É mole? Então, se você tem vergonha e até medo de falar sobre isso, saiba que esse tipo de julgamento não é de hoje e você não está só, ok? Uma coisa é certa: não queremos a faixa da "Miss Fibromialgia" para chamar atenção. Não, obrigada.

O OUTRO LADO DA MOEDA

Eu sou muito abençoada mesmo. O que parecia ser uma maldição se tornou uma abertura de um fluxo de amor inesgotável. Falo isso, pois estava conversando com uma das minhas clientes e ela me sugeriu assistir a um documentário chamado *Sensitive: The Untold Story* (Sensitiva: a história não contada, na tradução livre) com a participação da Alanis Morissette. Eu aprendo todos os dias com cada uma das minhas clientes.

Nesse documentário, tive o primeiro acesso à pesquisa da psicóloga Elaine Aron, que cunhou o termo *sensory-processing sensitivity*

(SPS) (sensibilidade de processamento sensorial, em português) mais conhecido como "pessoa altamente sensível" — ou *highly sensitive person* (HSP). Embora não haja nenhuma comprovação de que pessoas altamente sensíveis tenham fibromialgia, o contrário parece ser verdadeiro.

A doutora Elaine Aron tem um teste em seu site (em inglês) bem interessante. Logo na página principal ela faz perguntas do tipo: Você facilmente se incomoda com coisas como luzes brilhantes, cheiros fortes, tecidos grosseiros ou sirenes próximas? Você fica abalado quando tem muito o que fazer em um curto período? Você faz questão de evitar filmes e programas de TV violentos? Em dias mais cheios, você busca um lugar reservado, como sua cama ou um quarto escuro, para ter privacidade e alívio em situações estressantes?

Eu me considero uma pessoa altamente sensível. Segundo a doutora, isso não é uma fraqueza, mas uma espécie de superpoder. Nós precisamos apenas saber lidar. Por exemplo, pessoas altamente sensíveis tem mais empatia, sentem mais a energia dos outros e dos lugares, se sentem incomodadas com locais muito cheios, são sensíveis a sons muito altos, cheiros fortes e ambientes tóxicos, detestam viver sob pressão, precisam se sentir livres, e por aí vai. Mas são criativas, sabem ouvir com o coração aberto e conseguem perceber, antes da maioria das pessoas, o que está para acontecer no mundo, pois simplesmente sentem e se conectam com mais facilidade.

Devo confessar que isso me ajuda na hora de escrever um roteiro, quando escolho a história que quero contar — é como se eu sentisse o que as pessoas querem saber, ouvir, aprender. Ao mesmo tempo, pode se tornar um peso, e por isso muitas vezes preciso me isolar. Mas o que antes eu considerava fraqueza, hoje, sabendo que a ciência estuda casos desse tipo, me dá forças para trilhar o meu caminho sabendo a hora de agir, de parar, de correr, de caminhar, de me apresentar, de sumir, de ficar de pé ou simplesmente me deitar. Eu sigo o fluxo do amor universal. Só que essa é apenas uma pecinha do quebra-cabeça.

E se alguém falar com você em um tom pejorativo, "Ah, você é muito sensível!", agradeça. Pessoas como Albert Einstein, Nicole Kidman, Greta Garbo, Katharine Hepburn, Spencer Tracy, Judy Garland e Martin Luther King Jr. também fazem parte dessa categoria. Ou seja, isso não vai te impedir de realizar grandes feitos. Basta ter autoconhecimento e aprender a surfar nesse fluxo.

O importante é não desistir. Encontre o seu caminho, enfrente a sua jornada sempre procurando o melhor tratamento para você. Por mais que você escute que não há cura para o seu caso, não desista. Informe-se, pegue com força as rédeas da sua saúde e bem-estar e siga em frente.

CAPÍTULO 3

Um caminho desconhecido que me libertou

A vida te faz percorrer caminhos que você nem imagina, não é verdade? Fico pensando na correria de minha antiga rotina de atriz e penso na seguinte cena:

INT.[1] RESTAURANTE DO ESTÚDIO DA TV — DIA
Daniele Valente, atriz desde a adolescência, almoça uma bela macarronada ao molho quatro queijos. Em frente ao seu prato, vemos dois brigadeiros. Durante o almoço, Daniele se diverte ao lado dos seus colegas de profissão. Chega uma mulher misteriosa, 40 anos, que aborda a atriz, interrompendo esse momento descontraído.

MULHER MISTERIOSA
Oi, Daniele! Tudo bem? Eu vim te comunicar que daqui a dois anos você vai morar em Los Angeles. Vai focar na carreira de roteirista, que vai dar certo, mas vai acabar se tornando mesmo uma nutricionista holística.

---

[1]. Cena interna (gravação em estúdio).

Daniele não acredita no que acabou de ouvir.

DANIELE
Oi? Eu? Nutricionista holística? Tá louca?

A mulher misteriosa confisca os brigadeiros e vai embora.
CORTA PARA...

A palavra "holística" tem sua origem no grego *holos*, que significa "todo" ou "inteiro". É um tipo de nutrição que tem como objetivo equilibrar o corpo, a mente e o espírito usando alimentos e produtos naturais. O terapeuta holístico olha a pessoa como "inteira" (mente, corpo e alma), focando na busca da causa do problema de saúde em vez de tratar somente os sintomas isolados.

"Que o alimento seja o teu remédio e o remédio o teu alimento."
HIPÓCRATES

A nutrição holística também pode ser chamada de nutrição funcional ou integrativa. Tendo a consciência de que tudo está conectado, entender as peças do quebra-cabeça se torna fundamental no apoio para um tratamento eficaz contra fibromialgia e outras doenças, inclusive as consideradas misteriosas, como o caso das doenças autoimunes.

No Brasil, para ser uma nutricionista é necessário concluir a graduação de cinco anos em Nutrição, em uma faculdade reconhecida pelo Ministério da Educação (MEC). Além disso, o profissional deve obter o registro profissional no Conselho Regional de Nutricionistas (CRN).

O nutrólogo precisa cursar o bacharelado em medicina, cuja duração média é de seis anos. O nutrólogo pode prescrever medicações. Já um nutricionista holístico pode fazer cursos registrados ou não, certificados ou não.

O meu certificado é de *holistic nutritionist*, então sou uma nutricionista holística. Não sou coach nem terapeuta. Esses são outros cursos, que, se bobear, vou fazer também, porque sou dessas. E aqui nos Estados Unidos, todos esses trabalhos são respeitados.

Escolhi esclarecer essas coisas porque fomos criados em uma sociedade em que os títulos são muito importantes. As pessoas criam e desenvolvem suas personas baseadas neles. Eu acredito no estudo e na pesquisa. Quanto mais estudo, melhor, mas nem sempre um diploma na parede é a garantia de um bom profissional. Um diploma, um certificado ou qualquer outro papel de conclusão de qualquer aprendizado é só um começo. A pesquisa e os estudos contínuos, além da experiência e dos resultados, fazem a diferença na hora de escolher um bom profissional.

A abordagem holística/funcional/integrativa busca a raiz do problema, e não apenas tratar os sintomas. Segundo o doutor Mark D. Mincolla, PhD, autor de vários livros, um deles *The Way of Miracles*, premiado pela sua adaptação em documentário, devemos ouvir os sintomas, não tentar calá-los. Os sintomas mostram que existe um desequilíbrio no corpo, e tentar remediá-los para que se calem pode esconder a raiz do problema.

Para casos de doenças crônicas, cuja origem pode ser mais de uma, é fundamental uma visão que investigue o paciente como um todo. Essa abordagem faz uma pesquisa extensa sobre o paciente, sua saúde emocional e mental e o meio ambiente em que vive — até a saúde espiritual é levada em consideração.

Vou dar um exemplo de como funciona um atendimento comigo. Quero deixar claro que cada caso é um caso, então trago aqui um panorama geral.

Normalmente, eu realizo o teste de epigenética do cabelo, pois considero uma bela porta de entrada para descobrir qual realmente é o problema e qual o melhor tratamento. Nesse teste, são analisados em torno de oitocentos marcadores, que mostram como os seus genes estão se expressando no momento, como e quais nutrientes a pessoa precisa aumentar (vitaminas, minerais, aminoácidos, ácidos graxos, antioxidantes), se ela tem restrições alimentares, intolerâncias alimentares ou eletrosensibilidade, e se analisa os sistemas imunológico, circulatório e intestinal, além de indicar quais alimentos ela deve priorizar nos próximos três meses. Enfim, é um teste que nos permite conhecer bem o cliente. Falo cliente e não paciente, pois não sou médica.

Em seguida, faço uma avaliação, com muitas perguntas e conversa, para entender mais sobre o estilo de vida da pessoa, sua rotina, seus hábitos, o ambiente em que vive, o que a aflige. A partir dessas percepções, somadas aos resultados do teste, crio um protocolo que não aborda apenas a alimentação mais adequada para aquele indivíduo, mas também a melhor maneira de gerenciar o estresse e dicas de como mudar o estilo de vida.

Eu não monto um cardápio para meus clientes seguirem. O que ofereço são ferramentas para melhorar sua qualidade de vida, para que eles sintam menos dor e mais energia. Afinal, não é isso o que todos nós queremos? Meu objetivo é "empoderar" quem me procura, para que, em um momento de crise, a pessoa consiga sair dela o mais rápido possível. Conforme o tratamento avança, promovo cada vez mais a independência, para que a pessoa consiga, de maneira autônoma, cuidar de si mesma — e, em um mundo melhor ainda, não ter mais crises.

AS DIFICULDADES DO CAMINHO

Eu sei na pele que viver com uma doença misteriosa não é um caminho fácil. Tentamos de tudo, mas parece uma busca sem fim. Por isso, hoje, quando vou encontrar um cliente pela primeira vez, abro meu coração e ouço de verdade o que a pessoa está passando. Mesmo que haja histórias semelhantes sobre os sintomas, a dificuldade do diagnóstico e todas as características em comum, cada experiência é diferente. É como se eu fosse dar uma aula para alunos da mesma faculdade, mas de períodos distintos.

Eu aprendo todos os dias, pois observo muito as pessoas. Alguns casos são mais simples, outros bem mais profundos. Alguns querem mudar o estilo de vida, outros não estão abertos a nada, a nenhum tipo de mudança, só querem que eu indique um suplemento milagroso. Mas todos querem ser ouvidos, assim como eu, como você. A dor que cada um sente é verdadeira, e, quando me proponho a atender alguém, me coloco no modo *servir*. Estou ali, cem por cento para aquela pessoa.

Talvez por isso tenha escolhido não atender muita gente. Eu formo um pequeno grupo com os clientes que necessitam do meu acompanhamento, e quando alguém já consegue caminhar com as próprias pernas, abro a vaga para outro cliente. Meu objetivo é ensinar as pessoas a não dependerem de mim — inclusive, esse é um dos motivos pelo qual estou escrevendo este livro.

Eu me emociono toda vez que alguma pessoa me envia uma mensagem contando que está se sentindo melhor. Uma delas até falou:

"Perdi 7 kg em 15 dias, e esse nem era meu objetivo!"

Eu indaguei:

"Isso é bom ou ruim?"

E ela respondeu:

"Estou me achando gostosona!"

Dei risada.

Mas, sem dúvidas, a maior dificuldade que se expressa em nossos atendimentos é a permanência no processo. Tenho uma cliente superquerida que sempre me liga para dizer:

"Olha, Dani, já vou avisando: a culpa não é sua, é minha. Sabe aquilo tudo sobre o que você me aconselhou? Então, eu não segui nada, agora estou aqui toda cheia de dor. Me ajuda?"

Ou então:

"Dani, eu estava superbem, mas não sei o que aconteceu, pois piorei tudo de novo".

Daí eu pergunto como foi seus últimos dias e sempre descobrimos o motivo: a dificuldade de permanência.

Tenho vontade de abraçar essas pessoas, porque não é fácil mudar hábitos. Eu mesma às vezes saio da linha, acabo comendo o que não devo e depois, quando estou reclamando de dor, falo para o espelho:

"Já sabia que isso iria acontecer, não é, Dani? Mas você sabe como voltar para os trilhos, pois você estudou. Você aprendeu."

Ninguém é perfeito. O que falo para meus clientes, para mim mesma e agora para você é que momentos de recaída são normais, são humanos, mas quero compartilhar ferramentas e o máximo de informação possível para você conseguir se levantar novamente.

Outro dia, em um restaurante, encontrei um cliente que não via já fazia tempo. Ele me disse:

"Dani, mesmo não seguindo cem por cento o protocolo do UNA Method, já vi resultado."

Falei para ele que o objetivo não é a perfeição, e sim o progresso. O sorriso dele me deixou tão feliz!

Durante o meu processo de melhora das condições relacionadas à fibromialgia, eu sofri muito. Modificar completamente o estilo de vida não é fácil. Por isso, criei o UNA Method também com o objetivo de fazer com que os outros consigam atravessar essa trilha de uma maneira mais leve. Para isso, meu desafio não é curar pessoas (principalmente porque, como já dissemos, muitas das doenças não têm cura), mas ajudar o maior número de clientes a seguir esse caminho do meio. Afinal, o equilíbrio é fundamental para tudo na vida.

O UNA Method entende que, embora um grupo de pessoas sofra de um mesmo problema de saúde, as necessidades individuais são diferentes e precisam ser respeitadas. Por isso, oferece ferramentas, como o aconselhamento nutricional, para que cada um siga seu próprio caminho rumo a uma qualidade de vida melhor.

E como fazemos isso? Por meio de consultas personalizadas, utilizando o teste de epigenética e procurando disponibilizar cada vez mais informações relevantes para o cuidado com a saúde. Com o tempo, também fui aprendendo algumas técnicas — por exemplo, a aplicação de óleo essencial de hortelã nas têmporas — para que minhas clientes não precisem enfrentar tudo isso de forma intensa.

Cada pessoa é de um jeito, e isso também interfere no tempo do resultado. Quando me perguntam: "Em quanto tempo vou começar a sentir uma melhora?", eu sempre respondo: "Depende de você". No meu caso, comecei a ver resultados no quinto mês, e no oitavo eu já estava bem melhor que no quinto. O primeiro mês foi horrível, pois tive o que é chamado de reação de Herxheimer (ou reação de morte das bactérias ruins). Basicamente, quando mudei a dieta, as bactérias ruins do meu intestino começaram a morrer de fome, e a morte delas produz um lixo tóxico, causando dor de cabeça e mais cansaço. Mais para frente vou explicar detalhadamente como funciona o intestino. Senti vontade de desistir. Embora minha nutricionista na época tenha me alertado de que isso poderia acontecer, fiquei assustada quando comecei a sentir na pele. Sofri assim durante uma semana inteira, mas me mantive firme, sem tomar remédio para dor, pois não queria colocar mais química dentro de mim. Foi duro, mas passou.

Mas nem todos estão preparados para atravessar esse rio, tem gente que desiste por não ver resultados de imediato. Por outro lado, tem gente que, por ter disciplina e realmente estar aberta e com vontade de melhorar, consegue ver a mudança em menos tempo. Como cada indivíduo é único, os protocolos não podem ser iguais para todos, e assimilar esta noção leva tempo e estudo. Por isso, escolho atender poucas pessoas e uma de cada vez. Quando acontece de atender muitas no mesmo dia — e já aconteceu —, eu me sinto mentalmente exausta, então priorizo amor e qualidade, e não quantidade. Quando percebo que não sou a melhor profissional para ajudar aquela pessoa, também sou bem sincera e indico outros profissionais. O importante é não esquecer o propósito: saúde e bem-estar.

    Hoje, quando preciso escolher um profissional para cuidar de mim, estou mais apta a identificar se ele será o melhor para o meu caso e se há uma relação de afinidade e confiança. Aquela história de "Ai, não me sinto muito bem com ele, mas ele se formou em Harvard, então estou segura" não é para mim, não. Nem deveria ser para você. Mudar o estilo de vida requer uma vontade muito grande; mesmo nas práticas integrativas, precisamos encontrar o melhor caminho, que vá contribuir para nosso desenvolvimento. Antes de encontrar a nutricionista holística, eu passei por tratamentos diversos com outros profissionais. Meu primeiro contato foi com uma naturopata, que me abriu os olhos para muitas coisas, mas chegou determinado momento que não vi mais evolução. A naturopatia é excelente, pois também é uma prática integrativa e envolve uma série de técnicas e terapias, como a nutrição, a fitoterapia, a homeopatia e a acupuntura, mas, no meu caso, a profissional não permitia que meu marido participasse das consultas. Mesmo eu explicando que o inglês dele era bem melhor que o meu, que precisava que ele estivesse ali, não tinha jeito. Como contar com o apoio do meu parceiro nessa fase difícil se ele não tinha acesso às explicações do que eu estava passando? Mantive as consultas quinzenais durante oito meses, mas não deu certo — confesso que tinha até um pouco de medo dela.

Digo isso porque, além do especialista que você vai escolher, também é preciso encontrar um bom profissional. E nem sempre é o mais famoso, o mais caro, mas aquele que te ajuda de verdade, que te escuta, te respeita e entende as suas necessidades. Muitas vezes, quando se está em crise, não dá para raciocinar direito, então o apoio de uma pessoa, nem que seja para anotar o que está sendo falado, é necessário e até aconselhável. No caso de doenças autoimunes, é fundamental.

A participação e o apoio da família são igualmente importantes. Quando um cliente me pergunta se um membro da família pode participar da sessão, eu fico realmente feliz que ele pode contar com o apoio de alguém.

AQUI GOSTARIA DE CONVIDAR A SUA FAMÍLIA A LER PELO MENOS ESTE TRECHO DO LIVRO:

- Acredite quando esta pessoa diz que está com dor.
- Ela não é preguiçosa; ela tem fadiga crônica.
- Ela não é irritada; ela está inflamada. Todo o corpo está inflamado.
- Ela não é nervosa; ela pode estar enfezada. (Estou falando de fezes mesmo, de prisão de ventre.)
- Ela não é depressiva; ela está passando por um quadro de dor + exaustão + falta de compreensão.
- Ela precisa descansar quando sentir que há necessidade.
- No início, ela precisa de ajuda para conseguir comprar os alimentos certos, pois às vezes a concentração é afetada.
- No início, talvez ela precise de alguém para cozinhar para ela, pois o alimento é remédio.

- Não a chame de "reclamona", preguiçosa e mal-agradecida. Ela já se sente assim, não precisa de ninguém para reforçar.
- Não é culpa dela.
- Ela só precisa desse apoio para recuperar a energia e voltar a dar conta de tudo.
- Vocês nasceram para ser felizes. Talvez o novo estilo de vida dela possa te ajudar também.

Para quem mora com pessoas dentro desse espectro autoimune a vida também é muito difícil. Todos sofrem. Não é fácil para as pessoas que nos amam acompanhar nosso sofrimento sem conseguir fazer nada. Precisamos também entender as frustrações delas. Mas quando a família entende o que se passa e o que é preciso fazer para melhorar, todos saem ganhando.

Perceba que falei melhorar, e não curar. Pois esse é um estilo de vida que não tem muita escapatória. Sempre precisaremos andar nos trilhos. Depois de um tempo, talvez você se sinta segura para fugir um pouco, mas daí logo o corpo te lembra da jornada e você é obrigada a voltar. Por isso é melhor traçar um caminho juntos aos envolvidos, para que ele seja mais leve.

E aqui vai um recado para os amigos. Às vezes, pode parecer que a pessoa sumiu porque não dá mais importância para a amizade de vocês, mas não é verdade. Muitas vezes ela acaba se isolando de eventos sociais, porque fica com medo de sair da dieta, de contaminar os outros com a sua tristeza, de ser considerada a chata da turma. Além disso, um simples abraço, dependendo do dia, pode ser desconfortável.

Quer coisa mais chata do que evitar um abraço de pessoas queridas? Por isso, não empurre qualquer tipo de alimento para ela, dizendo "Ah, vai! Mas só esse pedacinho de pizza!" ou "Só uma cervejinha!". Se a pessoa disser que não pode, não insista. Você mostrará que a respeita e que acredita nela.

Mina é um exemplo maravilhoso de amiga nesse sentido, principalmente nos dias em que estou precisando daquele apoio. Estou rindo enquanto escrevo, pois ela decorou o que posso e o que não posso comer. Se tem uma coisa que me deixa louca é escolher um prato em restaurantes. Se o cardápio for grande, então... piorou! Eu fico analisando cada ingrediente para verificar o que não posso comer. Então, quando vamos ao restaurante, entrego essa função para Mina, que sabe que essa tarefa é estressante para mim. Sou filha única, e a sensação de ter uma irmã cuidando de mim na hora de escolher o meu prato me deixa com o coração quentinho. Uma vez, tínhamos uma reunião com um produtor e entramos em um restaurante. Ela viu o cardápio antes de mim e falou para ele: "Não tem nada aqui para a Dani, vamos para outro lugar". O produtor ficou chocado com a nossa sintonia.

Quando saímos com nossas famílias, então... Eu nem quero saber para onde estão me levando, pois sei que Christiano, meu marido, e Mina, minha amiga-irmã, vão escolher um lugar seguro para mim. É claro que ninguém precisa decorar a dieta dos outros, mas esse é só um exemplo de como é importante entender que uma tarefa aparentemente simples — como escolher um prato sem glúten — pode ser algo difícil, e como os amigos têm um papel enorme nesse entendimento.

Muitas vezes apenas boas palavras podem ajudar (e muito) uma pessoa em crise. Ofereça uma água, assista uma comédia com ela e tente dar boas risadas.

Oferecer amor nos gestos mais simples desinflama não só o corpo de quem precisa se recuperar, mas também de quem oferece.

Isso é doação e compaixão. Quer coisa mais curativa?

E se você está passando por um momento de crise agora, quero te lembrar que você merece amor, você é uma pessoa única. Ninguém é perfeito, nem aquela pessoa que você mais admira, então não se cobre tanto. "Tenho que fazer isso! Tenho que fazer aquilo!" E se você não fizer? O mundo continuará girando, tenha certeza. Não acredite na vida perfeita das redes sociais. Não se compare com ninguém. Não perca tempo com noticiários, não tem nada de positivo ali. Respire, descanse e, quando estiver melhor, siga em frente, ok? Nos seus dias bons, agradeça e veja que você é mais forte do que imaginava. Obrigada por me escolher para seguirmos juntas nessa jornada.

Você não precisa se sentir culpada por estar doente, mas tem que se responsabilizar pela sua saúde. Muita gente não sabe, mas o corpo sabe se curar, nós só precisamos fazer a nossa parte. Nossos hábitos muitas vezes estragam o nosso corpo, e temos a "confiança" de que, se adoecermos, sempre teremos um médico para nos curar. Não é bem assim que funciona, não. Para ter um corpo físico saudável, você precisa, além de cuidar dele, cuidar da sua saúde emocional e de sua saúde mental. Não tem como se sentir bem se um desses três corpos estiver em desequilíbrio. Temos que tirar as pedras do caminho para ajudar o corpo no processo de autocura. Esse é o maior objetivo da nutrição holística.

Meu objetivo maior é que compreendamos que temos responsabilidade sobre nossa saúde e bem-estar, e que não podemos olhar apenas para um aspecto isolado da vida. Precisamos cuidar de todos os nossos "corpos": físico, emocional, mental e energético. O equilíbrio entre esses quatro corpos é essencial para a nossa saúde (mais para frente, vou apresentar ferramentas que nos ajudam a cuidar deles).

Por isso, ofereço aconselhamento nutricional, pois o alimento é uma ferramenta poderosa para alcançar qualidade de vida. Pois é, parece estranho, mas um alimento não influencia somente em nossa saúde física, mas também todos os outros corpos que citei. Hoje em dia, já é possível encontrar psicólogas-nutricionistas, o que eu acho maravilhoso, pois são especialidades complementares. Afinal, não adianta tentar ajudar o cérebro de cima se o cérebro de baixo está totalmente desequilibrado.

Sabe quem é o cérebro de baixo? Estou falando dele, da origem, da base para se ter uma vida saudável ou doente. Por onde tudo começa na prática holística/integrativa/funcional.

Com vocês, senhoras e senhores... O intestino!

CAPÍTULO 4

Intestino, a grande estrela

Hipócrates (médico grego, 460–377 a.C.) afirmou, há muito tempo, que todas as doenças começam no intestino. No meio holístico, costuma-se dizer que, se você não sabe por onde começar, comece pelo intestino.

E realmente confirmei isso no meu caminho, primeiro como paciente e depois como profissional, com os meus clientes. Quando você tem um intestino saudável, sua imunidade está fortalecida, pois 70% das células do seu sistema imunológico moram em seu intestino.

Ele não tem somente a importante função de absorver todos os nutrientes dos alimentos que você ingere para fazer o seu corpo funcionar; ele também é a casa de colônias de bactérias, conhecidas como microbiota, que têm o poder de mudar o seu humor, seus hormônios e, consequentemente, seu nível de energia.

Opa! Falou em energia? Para quem tem fadiga crônica, a palavra "energia" tem um significado muito especial. O intestino tem seu próprio sistema nervoso e contém 200 milhões de neurônios! O quê?! Isso mesmo. O intestino é considerado o segundo cérebro. O presidente do departamento de anatomia e biologia celular da Universidade de Columbia em Nova Iorque, o doutor Michael D. Gershon, em seu livro *O segundo cérebro*, fala dessa conexão muito forte entre o cérebro e o intestino. Então vamos entender mais sobre a relação desses órgãos, pois a comunicação entre eles afeta a maneira como nos sentimos.

O primeiro cérebro, aquele que a gente conhece e fica na cabeça, é a casa do sistema nervoso central. O segundo cérebro, o intestino, é a casa do sistema nervoso entérico, que é, resumidamente, um sistema de neurônios que governa a função do trato gastrointestinal. Eles são conectados pelo nervo vago, estão sempre "conversando", usando os mesmos neurotransmissores. Podemos dizer que a serotonina, o famoso hormônio da felicidade, é uma das "palavras" usadas nessa "conversa". O doutor Gershon descobriu que no cérebro, a serotonina significa bem-estar. Já no intestino, a serotonina prepara o caminho para o trânsito intestinal e regula o sistema imunológico. E onde se produz mais serotonina? A maior parte (95%) é produzida no intestino.

O que essas pesquisas estão mostrando agora é que, além de a serotonina fazer parte dessa conversa através do nervo vago, ela transita também pela circulação sanguínea em direção ao cérebro, interferindo em nossas emoções de maneira muito complexa. É sabido que as emoções influenciam o intestino, mas agora se sabe também que o intestino influencia as emoções — como se fosse uma rua de mão dupla. Ou seja, a habilidade de pensar positivo, de resistir à depressão e à ansiedade pode ser influenciada pelas mensagens que o intestino envia para o cérebro. Essa informação é muito poderosa, pois começamos a entender como uma dieta saudável é parte importante para a nossa saúde física, emocional e mental.

Por essa razão, precisamos ter uma boa digestão. Mas como começar? Pela boca, pela mastigação. Parece óbvio, mas muita gente come tão rápido que acaba não mastigando bem os alimentos, e uma boa mastigação é o início de uma boa digestão. Este é o único movimento no processo digestivo que é voluntário — os demais são mecânicos ou químicos e estão fora do nosso controle — portanto, podemos ter um desenvolvimento melhor se ajudarmos nesse início do processo digestivo. Por isso, comece bem. A naturopata Mary Pardee, especialista em gastroenterologia integrativa, explica muito bem em seus cursos, atendimentos e redes sociais sobre a digestão, para que possamos entender de maneira mais fácil como tudo funciona. A seguir, vou tentar traduzir parte da explicação que ela propõe em seu conteúdo:

> Depois de mastigar bem, os alimentos vão da boca, pelo esôfago, até o estômago. O estômago é onde se armazena e se controla a velocidade com que o conteúdo de alimento pode ser movido para o intestino delgado. No estômago também são liberadas enzimas digestivas que ajudam a quebrar as proteínas. O ambiente ácido do estômago trabalha na nossa defesa, serve para matar as bactérias ruins e separar as toxinas que podem ter entrado na nossa comida.
>
> Depois que a comida é misturada pelo estômago, ela entra no intestino delgado, que é um tubo digestivo que fica entre o estômago e o intestino grosso. Embora estreito, com cerca de 4 centímetros de diâmetro, o intestino delgado é bem longo, aproximadamente 6 metros de comprimento. E por que ele é tão longo assim? Porque é

ali que se absorve a maior parte dos nutrientes que ingerimos. Vitaminas e macronutrientes como carboidratos, proteínas e gorduras são absorvidos ali. Quando a mistura de alimentos entra no intestino delgado, ela é recebida por enzimas digestivas que são liberadas pelo pâncreas. Esse alimento, então, se torna menos ácido. As enzimas pancreáticas fazem a maior parte do processo digestivo. O que causa a liberação dessas enzimas? O material ácido no intestino delgado faz com que nosso pâncreas libere essas enzimas. A bile que é liberada do fígado é armazenada na vesícula biliar até que seja necessária. A bile emulsifica ainda mais nossas gorduras para que elas possam ser absorvidas pelo corpo. Se a bile for liberada de modo ineficaz, você pode ter diarreia, pois essas gorduras não estão sendo absorvidas. É por isso que algumas pessoas que tiveram a vesícula biliar removida apresentam problemas digestivos.

Se não estivermos em um estado relaxado quando comemos, a quantidade adequada de enzimas digestivas não é liberada. Como resultado, nossa comida pode não ser dividida de forma tão eficiente, levando a indigestão, refluxo, diarreia, constipação ou arrotos.

Depois que o alimento passa pelo intestino delgado, ele vai para o intestino grosso, que é muito maior em diâmetro do que o delgado e tem cerca de 1,5 metros de comprimento. Nesse tubo absorvemos o restante da água para produzirmos fezes sólidas, o cocô.

O restante dos nutrientes também é absorvido no cólon — nosso principal recipiente de armazenamento do microbioma intestinal, sobre o qual falaremos mais adiante. Após o cólon, as fezes passarão pelo reto para, enfim, serem depositadas no banheiro.

Curiosidade: a taxa de motilidade dos intestinos determinará a consistência do seu cocô. Isto é, se as coisas estiverem se movendo muito rapidamente, a água não será absorvida da maneira adequada, e você poderá expelir fezes moles. Por outro lado, se as coisas estiverem se movendo muito devagar, muita água será absorvida e você ficará com aquelas bolinhas de coelho duras.

E agora vou contar um segredo...

SER FELIZ É FAZER COCÔ DUAS VEZES AO DIA – E DO TIPO 4!

Uma vez, participei de uma reunião de amigas, as vésperas do *réveillon*, para confraternizar, agradecer e fazermos juntas as resoluções de ano-novo. Somente boas energias. Cada uma falava uma coisa mais bonita que a outra, do tipo "Quero um mundo melhor, com paz, sabedoria e amor". Uma delas mencionou que queria fortalecer os laços de amizade com mulheres incríveis como nós. Palavras como saúde, sorte, prosperidade, proteção, família, sucesso, abundância e namoro foram trazidas em plena harmonia, até que chegou a minha vez e eu soltei a pérola:

"Eu só quero fazer cocô duas vezes por dia!" Ainda fui específica: "E do tipo 4!"

Claro que todas riram para dar aquele apoio para a comediante do grupo. Mas eu falei de coração. E completei:

"É o que desejo para mim e para todas vocês nesse novo ano!"

Não, eu não estava xingando ninguém. E nem estava pensando pequeno. Muito pelo contrário. Quando uma pessoa caga duas vezes ao dia, expelindo seu cocô do tipo 4, ela está saudável, cheia de energia e feliz. Para mim, que tinha ficado três meses de cama, esse objetivo ia muito além, era muito mais complexo do que a maneira como as palavras saíram da minha boca. Foi a minha alma desejando alegria e paz universal. Se o ecossistema que existe dentro de você, esse microcosmo, está em equilíbrio, a sua relação com o macrocosmo — o planeta, tudo o que tem nele e além — se alinham, e aí você não precisa de nada, mas nada mesmo para sentir a verdadeira felicidade. "Merda" no teatro é sinônimo de sucesso, pois antigamente quanto mais carruagens em frente ao teatro, mais cavalos fazendo cocô, o que era sinal de mais gente assistindo à peça, mais público, ou seja, casa cheia. Por isso, não só na arte, mas na vida, se alguém mandar você a merda ou "cagar no mato", agradeça e torça para ser o tipo 4.

Aqui vai uma figura para você entender melhor o tal tipo 4:

TIPOS DE COCÔ (ESCALA DE BRISTOL)

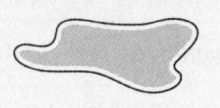

TIPO 7
Aguado, sem pedaços sólidos; totalmente líquido

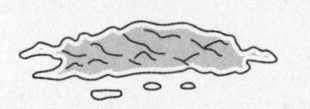

TIPO 6
Pedaços pastosos com bordas irregulares; fezes moles

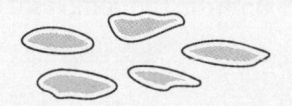

TIPO 5
Blocos macios com bordas definidas (passagem fácil)

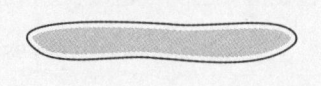

TIPO 4
Formato de salsicha ou cobra; suave e macio

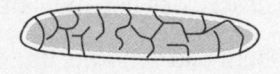

TIPO 3
Formato de salsicha, porém com rachaduras na superfície

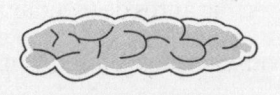

TIPO 2
Formato de salsicha, porém cheio de caroços

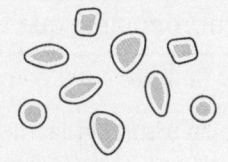

TIPO 1
Caroços duros e separados, como nozes (passagem difícil)

O tipo 4 é o que queremos. Um cocô em formato de salsicha (ou uma cobra, se preferir), lisinho, saindo suave e macio. Nem duro nem pastoso, no equilíbrio perfeito e de preferência do tamanho do seu antebraço. O que, Daniele? É isso mesmo, esse é o tipo estrelinha dourada. Confesso que ainda não cheguei lá. Acho que, quando conseguir, a sensação será do tipo: "Cheguei ao Nirvana!". Mas pode ficar tranquila, não postarei a foto no Instagram.

É muito importante entender a consistência e a cor correta das suas fezes. Três cores para se preocupar: amarelas, brancas e pretas. Se tiver uma delas, vale a pena procurar um médico. Observar seu cocô, apesar de parecer estranho, é uma prática valiosa, pois te dá uma dica de como está o seu trato intestinal.

Muitos clientes com fibromialgia me falam que vão ao banheiro superbem, mas quando eu peço para descreverem melhor esse "superbem", aí a realidade se revela: "Vou quase todos os dias", "Vou de duas a três vezes ao dia e sai muito fácil, bem molinho" ou, ainda, "Regularmente, Dani, aquelas bolinhas redondinhas". Não, gente! Essas descrições não indicam que seu cocô merece estrelinha dourada. Mas também não denotam que essas pessoas estavam mentindo; para elas, isso realmente significava ir bem ao banheiro. O que elas n o sabiam — como eu não sabia antes de estudar sobre o assunto — é que provavelmente sofrem de constipação ou alternam constipação e diarreia.

Ainda não atendi nenhum cliente com fibromialgia que tenha o intestino maravilhoso. E me incluo nessa lista. Sempre sofri com problemas intestinais, a constipação sempre fez parte da minha vida, mesmo na infância; por isso, minha maior preocupação é se estou indo ao banheiro com qualidade. É isso que também desejo para você.

E O QUE ISSO TEM A VER COM DOENÇAS DO TIPO AUTOIMUNE?

Uma coisa que parece muito comum nas pessoas com fibromialgia e outras doenças do tipo autoimune é o que chamamos aqui nos Estados Unidos de *leaky gut*, um termo muito conhecido no meio integrativo/holístico. *Leaky gut*, ou intestino permeável, é quando a barreira protetora do intestino inflama e começa a deteriorar. Esse "muro" protetor serve para absorver os nutrientes para o funcionamento do nosso corpo e impede que toxinas, alimentos não digeridos e patógenos — como bactérias ruins, fungos e vírus — cheguem ao nosso sistema circulatório. Esse "lixo tóxico" precisa ser eliminado do nosso corpo através da urina, das fezes e do suor. Quando essa barreira protetora está deteriorada, ela permite que o que deveria ser eliminado caia na nossa circulação sanguínea, inflamando todo o nosso corpo. A síndrome do intestino permeável causa uma reação negativa aos alimentos (intolerâncias alimentares), má absorção dos nutrientes e compromete o sistema imunológico. Ou seja, é um verdadeiro portal para o desenvolvimento de doenças autoimunes. Com essas "fendas" no intestino, alimentos que em outra situação seriam saudáveis, nesse caso, se tornam invasores, fazendo com que os anticorpos alertem o sistema imunológico que dispara um bombardeio de substâncias químicas inflamatórias, desenvolvendo uma inflamação crônica. Pessoas com doenças autoimunes tiveram em algum momento da vida, e ainda têm, intestino permeável. Infelizmente, muitos médicos tradicionais ainda não reconhecem o intestino permeável como uma condição real.

INTESTINO PERMEÁVEL

SISTEMA IMUNE COMPROMETIDO
Alergias, asma, eczema

REAÇÕES NEGATIVAS A COMIDA
Glúten, soja, laticínios

MÁ ABSORÇÃO DE NUTRIENTES
Vitaminas D, K, B12, magnésio

MAIOR RISCO PARA DOENÇAS AUTOIMUNES
Tireoidite de Hashimoto, esclerose múltipla, artrite reumatoide, doença inflamatória intestinal, lúpus

SAUDÁVEL

VITAMINAS E MINERAIS K, Fe, B

Células da membrana mucosa

NOCIVO

PARTÍCULAS DE COMIDA

INFECÇÕES

REMÉDIOS

ESTRESSE

Inflamação

Corrente sanguínea

A PESSOA MAIS FELIZ DO MUNDO

Resumidamente, o que causa a síndrome do intestino permeável? Em primeiro lugar, o desequilíbrio da flora intestinal ou o desequilíbrio bacteriano. Isso quer dizer que há mais bactérias prejudiciais no seu trato gastrointestinal do que benéficas, além de toxinas devido a uma dieta composta por açúcar (de todos os tipos), alimentos geneticamente modificados, laticínios, glúten, álcool, cereais, leguminosas, solanáceas, excesso de antibióticos e outros remédios são apontados como alguns fatores que causam a síndrome do intestino permeável. Alessio Fasano, fundador e diretor do Centro para Pesquisas Celíacas do Hospital Geral de Massachusetts e professor da Escola de Medicina da Universidade de Harvard, foi o principal pesquisador sobre o glúten e o intestino permeável. Segundo ele, o intestino permeável é uma precondição necessária para o desenvolvimento de doenças autoimunes.

Alguns sintomas da síndrome do intestino permeável são:

- Barriga inchada
- Constipação
- Diarreia
- Deficiência nutricional
- Cansaço extremo
- Dores de cabeça
- Confusão
- Falta de concentração
- Problemas na pele, como eczema
- Rosácea
- Acne
- Ansiedade
- Depressão
- Menstruação irregular
- Parasitas
- Supercrescimento bacteriano no intestino delgado
- Supercrescimento de leveduras (Candida albicans)
- Dores articulares, musculares e autoimunes

Eu me enquadrava em muitos desses sintomas. Vários dos meus clientes também. Vou contar aqui a história de uma cliente chamada Ana (nome fictício). Falo dela, pois percebi que sua história era muito parecida com a minha.

Ana nasceu de cesariana (ou seja, não adquiriu no nascimento as bactérias boas do canal do nascimento de parto natural) e não mamou no peito (outra fonte de bactérias boas), o que indica menos força para o sistema imunológico. Sentia dores de ouvidos terríveis na infância. Então, já naquela época, iniciou seu ciclo de antibióticos — além de não receber bactérias boas, as poucas que tinha foram destruídas pelos antibióticos. Quero ressaltar que não sou contra os antibióticos: se existe uma infecção grave, é evidente que precisamos tomá-los, mas o uso indiscriminado, como se fosse um medicamento qualquer, já é outra história. Ana contou que bastava ter uma dor de garganta leve para que seu pediatra receitasse antibióticos. Sempre sofreu de constipação. Ana acreditava que aquela era uma condição genética, pois todas as mulheres da família sofriam do mesmo mal, até faziam piada com isso. Sua menstruação sempre foi irregular, mesmo na adolescência, então, aos quatorze anos começou a tomar pílulas anticoncepcionais para regular o ciclo.

Sentia estresse desde nova. Antes das provas, sempre tomava remédios para se acalmar. Sua cobrança e seu estresse eram tantos que Ana sofria fortes dores de estômago, enxaqueca e até vomitava. Quando se formou e entrou no mercado de trabalho, a cobrança passou a ser ainda maior. Era muita pressão, e a sensação de que estava para trás era constante; embora fizesse bem o seu trabalho, o modo estresse estava sempre ligado. E assim foi durante anos.

Sua comida favorita era macarrão, refrigerantes e todos os tipos de doce. Mesmo não sendo mais criança, Ana ficava com sua barriga estufada, mas não abria mão do seu leite antes de dormir. Vegetais? Consumia raramente. Nunca aprendeu a cozinhar, então seu almoço era baseado no tempo: o que fosse mais rápido e prático. Muitos lanches de saquinho e refrigerante.

Sem saber, Ana estava desenvolvendo um supercrescimento de bactérias ruins e diminuindo cada vez mais as bactérias boas. Acabou desenvolvendo uma infecção vaginal, e lá vem mais antibióticos. Quando fez quarenta anos, seu corpo deu o sinal de que não estava bem. Primeiro teve uma crise de pânico no elevador do prédio onde trabalhava. Depois disso, foi acompanhada por um psiquiatra, que receitou um antidepressivo, mas ela se sentia exausta com a medicação e não conseguia trabalhar. Então pediu ao médico para ajudá-la a sair do remédio. Depois de algum tempo conseguiu, mas a exaustão não foi embora. Ela perdeu a alegria, se sentia depressiva. A essa altura já estava casada, mas não conseguia engravidar, o que lhe dava mais tristeza. As dores tomaram conta do seu corpo, cada hora em um lugar. Até que, como eu, depois de muito tempo, foi diagnosticada com fibromialgia.

Em nosso primeiro encontro, Ana se sentia vítima do acaso, mas ficou feliz só porque escutei toda a sua história, e isso era um alívio para ela, pois as questões de culpa e vergonha que mencionei ao relatar minha experiência eram as mesmas questões que a afligiam, mais do que as dores físicas. Devo confessar: isso partiu meu coração, pois as dores emocionais pareciam ser mais fortes. Histórias como essa aparecem diariamente para mim, e me identifico com cada uma dessas pessoas em algum ponto. O que vejo é a pessoa levar um tempo se prejudicando por pura falta de conhecimento. Como eu me prejudiquei.

Embora muita gente defenda que a fibromialgia e outras doenças autoimunes tenham origem genética, o padrão de comportamento, que inclui o estilo de vida, o ambiente e a alimentação, demonstram que a causa não está somente no DNA. Ana percebeu que uma mudança no estilo de vida era necessária e urgente. Iniciou seu tratamento com a alimentação, começou a se sentir melhor e, atualmente, além de não se sentir mais a vítima do acaso, Ana sabe que precisa tomar as rédeas da sua saúde e bem-estar. Assim como eu, continua suas pesquisas e, o mais legal, está começando a gostar e a se sentir agradecida por sua própria jornada. Ah! E sempre que acha um artigo bacana, ela compartilha comigo. Contei um pouco sobre Ana para que você perceba como o intestino é importante, desde o nosso nascimento — pois dentro dele existe todo um ecossistema.

A MICROBIOTA: O MICROCOSMO QUE HABITA DENTRO DE NÓS

A microbiota também é conhecida como microbioma, ou simplesmente micróbios. Adorei a maneira como uma matéria do site da Universidade de Harvard descreveu a microbiota:

"Imagine uma cidade movimentada na manhã de um dia de semana, as calçadas inundadas de pessoas correndo para chegar ao trabalho ou aos seus compromissos. Agora imagine isso em um nível microscópico e você terá uma ideia de como é o microbioma dentro de nossos corpos, que há trilhões de microrganismos (também chamados de microbiota ou micróbios) de milhares de espécies diferentes. Estes incluem não apenas bactérias, mas fungos, parasitas e vírus. Em uma pessoa saudável, esses "insetos" coexistem pacificamente, com os maiores números encontrados nos intestinos delgado e grosso, mas também em todo o corpo. (...) Cada pessoa tem uma "cidade" única de microbiota que é originalmente determinada pelo seu DNA. Então a criança nasce e já é exposta aos microrganismos do canal vaginal e, logo depois, do leite materno (...)". (Tradução livre)

E quais são esses microrganismos? Os mesmos encontrados na mãe. Essa microbiota pode ser alterada com as exposições ambientais — por exemplo, quando uma criança rala o joelho na terra, o contato que seu organismo estabelece com o ambiente não é necessariamente ruim. Além das exposições ambientais, outro fator que altera a microbiota é a dieta. Esses dois fatores podem determinar se uma pessoa tem uma microbiota "boa", benéfica para a saúde, ou uma microbiota "não tão boa" (não gosto de palavras negativas), podendo colocar uma pessoa em maior risco de doença. Ainda de acordo com a matéria da Universidade de Harvard:

"O microbioma consiste em micróbios que são úteis e potencialmente prejudiciais. A maioria é simbiótica (em que tanto o corpo humano quanto a microbiota se beneficiam) e alguns, em menor número, são patogênicos (promovendo doenças). Em um corpo saudável, a microbiota patogênica e a simbiótica coexistem sem problemas. Mas, se houver um distúrbio nesse equilíbrio — causado por doenças infecciosas, por certas dietas ou pelo uso prolongado de antibióticos ou outros medicamentos destruidores de bactérias boas — ocorre a disbiose, interrompendo essas interações normais (...)". (Tradução livre)

Um exemplo de distúrbio é o SIBO, abreviação em inglês de *small intestinal bacterial overgrowth*, quer dizer, supercrescimento bacteriano do intestino delgado. Não as bactérias boas, mas as do tipo errado. Isso também não quer dizer que seja uma cepa específica que se proliferou no seu intestino. Na maioria das vezes, o SIBO ocorre porque as bactérias que deveriam estar no intestino grosso entram no intestino delgado. Nos últimos anos, a SIBO também tem sido associada à fibromialgia e outros problemas de saúde, como a síndrome do intestino irritável. Depois de comer alimentos, as bactérias produzem gás no intestino delgado, que, por sua vez, pode causar dor e inchaço abdominal, constipação e diarreia.

Quero deixar claro que nem sempre esses sintomas significam que a pessoa tem SIBO. Todo diagnóstico tem que ser feito pelo médico, e existem testes específicos para isso.

E como se desenvolve SIBO? O trato gastrointestinal é um tubo muscular, onde, num movimento coordenado entre o estômago e o intestino delgado, os alimentos vão sendo digeridos até o cólon. Esse movimento muscular também empurra as bactérias do intestino delgado, limitando o número desses micróbios nele. Porém, quando existe alguma condição, que pode ser uma cirurgia ou doença, esse movimento fica mais lento, retardando a passagem de alimentos e resíduos no trato digestivo, criando um terreno fértil para bactérias. O resultado pode ser o SIBO.

Por que devemos nos cuidar para não desenvolver SIBO? Não só para não ter constipação, diarreia, barriga inchada e dor abdominal, mas para evitar a má absorção de nutrientes que causa sérias deficiências nutricionais e deixa a pessoa fraca, cansada e vulnerável para adquirir parasitas e tantas outras doenças, além de desenvolver intolerâncias alimentares.

Um dos primeiros exames que fiz para tratar a fibromialgia foi o de intolerâncias alimentares, pois o primeiro passo para recuperar o intestino é remover os estressores. Mas o que são eles, afinal? Os estressores refletem um desequilíbrio microbiano, que é a causa de muitos problemas de saúde. Basicamente, são tudo o que atrapalham a nossa digestão, por exemplo, excesso de metais pesados no organismo e as já citadas intolerâncias alimentares — apenas esses dois estressores já causam dor, fadiga e depressão, sintomas comuns a diversas doenças autoimunes.

Infelizmente, os exames que investigam os estressores não entram na cobertura dos planos de saúde nem no Brasil nem nos Estados Unidos, e vários profissionais da área não acreditam muito neles — talvez porque a intolerância alimentar não seja tão óbvia quanto a alergia. A intolerância pode se manifestar de várias maneiras; no meu caso, ela foi minando meu intestino lentamente (assim como no caso da Ana), até que perto dos quarenta anos fui diagnosticada com fibromialgia. Eu sentia a barriga estufada, um cansaço horrível, uma sensação de inchaço e areia nos olhos e as dores musculares. Contudo, logo que eliminei de minha rotina os alimentos aos quais eu tinha intolerância já consegui perceber em meu corpo uma resposta imediata.

Há outro caso de uma cliente que parecia muito bem de saúde, mas que reclamava de algumas feridas na pele, as quais ela atribuía ao estresse gerado pela pandemia. Está bem, o estresse é um potencializador; contudo, no caso dela, o exame de epigenética que realizo mostrou que o glúten era um estressor muito forte para ela, mesmo não tendo doença celíaca (doença autoimune causada pela intolerância ao glúten). Ela cortou cem por cento do glúten e, no terceiro dia, suas feridas começaram a cicatrizar.

ALERGIA X INTOLERÂNCIA ALIMENTAR

A alergia alimentar causa uma reação no sistema imunológico que afeta os órgãos do corpo e pode ser grave, colocando a vida da pessoa em risco. Já a intolerância alimentar, embora não tenha um sintoma que gere risco à vida imediatamente, vai minando o trato intestinal aos poucos, levando a consequências graves a longo prazo, como as doenças autoimunes.

"E como identificar se tenho alguma intolerância alimentar se não posso pagar por um exame desses?"

O seu corpo fala, e é preciso aprender a escutá-lo. Sabe quando você come um alimento que você ama, mas logo a barriga incha e você se sente pesado, cansado? Comeu uma folha de alface, mas a sensação é a de que comeu um boi inteiro? Isso é o seu corpo falando: "Ô, colega, eu sei que alface é saudável, mas não estou conseguindo metabolizar esse alimento, ok?". Quando insistimos muito na ingestão de determinado alimento, também podemos ficar mais propensos a desenvolver intolerância. E reitero: o corpo dá os seus sinais. Por exemplo, em situações como esta, eu percebia uma sensação de inchaço e de areia nos olhos, além de exaustão.

O nosso corpo precisa de uma dieta variada, pois o natural é comermos os alimentos conforme as estações do ano. A medicina ayurvédica que o diga. O tipo de alimento que a natureza provê, dependendo da época do ano, em um ambiente natural, seria o que consumiríamos. Devemos sempre lembrar que somos seres da natureza, nós fazemos parte dela.

Lembro que, no início do meu tratamento para fibromialgia, eu tinha muitas intolerâncias alimentares. A minha lista era grande: eu não podia ingerir carne vermelha, leite de vaca e todos os lacticínios. Não estou falando de intolerância à lactose, não, era a vaca como um todo mesmo. Eu também não podia comer alimentos como banana, feijão, ovos, cogumelos e os que contém glúten. Ou seja, pensa agora em todas as delícias que fui obrigada a cortar porque continham esses ingredientes? Sofri? Muito. Mas foi fundamental para eu acordar um dia sem dor.

Por isso, se você comer alguma coisa e sentir um "estufamento" na barriga, cansaço, às vezes uma sensação de que os olhos incharam ou estão com uma areiazinha, preste atenção, pois pode ser sinal de intolerância alimentar.

Para aquelas pessoas que não têm acesso ao exame de intolerâncias alimentares, indico a seguinte investigação. Pegue um caderninho e anote absolutamente tudo o que comeu. Perceba como se sente um tempo depois de ingerir tais alimentos. Por exemplo, se você desconfia que ovo te causa algum desconforto, experimente comer esse alimento separadamente. Não misture com mais nada. Espere trinta minutos e perceba o seu corpo. Certas intolerâncias mostram algum sinal sutil até dois dias depois. Outro aspecto a se observar é a mudança na experiência de ir ao banheiro. Seu intestino ficou preso? Sentiu alguma cólica? Anote tudo no caderninho e, pelo menos por um tempo (no mínimo três meses), corte os alimentos que por algum motivo fazem você não se sentir bem.

Aqui vale uma observação: as intolerâncias podem mudar, por isso, é muito importante que haja uma rotatividade em seus hábitos alimentares. Às vezes, quando repetimos muito determinado alimento, mesmo que este seja considerado saudável, o corpo acaba desenvolvendo intolerância, pois ele simplesmente precisa de um descanso daquele alimento. Daí você precisará variar a fonte dos nutrientes. Mais uma vez o corpo pode falar: "Eu sei que alface é supersaudável, mas vamos trocar um pouquinho? Não estou conseguindo mais metabolizar alface, ok? Obrigado, beijo!". Aos poucos você vai percebendo que sente mais energia com determinados alimentos do que com outros. Por isso, escute seu corpo com muito amor e carinho. Ele fala, viu?! Ô, se fala!

E se existe outro bicho que faz o corpo gritar é ela, a Dona Cândida.

CANDIDA ALBICANS

Quando fiz o exame de intolerâncias alimentares, ele também revelou um número alto de *Candida albicans*. Na época, fiquei chocada, pois não apresentava nenhum sintoma nas minhas partes íntimas. Quando falamos em candidíase, já pensamos em duas palavras: mulher e ginecologista. Eu não sabia que mulheres e homens tinham naturalmente alguma quantidade de *Candida albicans*, nem que esse é apenas um dos muitos tipos de fungos que vivem no nosso corpo. Ela, a Cândida, é normalmente encontrada em pequenas quantidades na boca, no intestino e na pele. Em quantidades normais ela não causa problema nenhum, mas, quando cresce de modo descontrolado, pode causar uma infecção, conhecida como candidíase.

Em geral, as bactérias boas mantêm os níveis de cândida sob controle, mas se elas não estiverem em maior número, se seu sistema imunológico estiver comprometido, a cândida pode crescer em excesso. Por isso alguns sintomas, como infecções na parte genital e urinária, tanto em mulheres como em homens, podem aparecer. Outro sintoma bastante comum é o cansaço extremo — esse, sim, eu tinha 24 horas por dia. Além desses, podem surgir problemas de digestão, de fungos na pele e nas unhas, dor nas articulações, depressão e até sinusite. Embora as infecções sinusais de curto prazo sejam causadas principalmente por bactérias, acredita-se que muitas infecções sinusais crônicas de longo prazo sejam fúngicas — é o que aponta um estudo da Mayo Clinic, que analisou um grupo de 210 indivíduos com sinusite crônica e descobriu que 96% deles tinham fungos no muco.

A gravidade dos sintomas varia de pessoa para pessoa, mas alguns sinais (como, aquela vontade louca por doce e pães, mudanças extremas de humor, mucosa na garganta e no nariz) são indicativos de que devemos prestar atenção. Sobre o humor, lembra que falei que 95% da serotonina, o hormônio da felicidade, é produzido no intestino? Então, nós precisamos ter uma maior quantidade de bactérias boas para conseguir produzir esse hormônio. Isso quer dizer que, quanto maior o número de *Candida albicans*, menores serão os níveis de serotonina e, por consequência, maior será a chance de desenvolver depressão e ansiedade. Não podemos dizer que a candidíase causa fibromialgia, pois nem todas as pessoas que têm candidíase tem fibromialgia, certo? Contudo, devemos levar em consideração essa peça importante no quebra-cabeça, pois equilibrar a microbiota é fundamental para obtermos uma melhora não só da fibromialgia, mas de outras doenças autoimunes e da saúde de maneira geral.

O QUE PODE CAUSAR CANDIDÍASE?

Segundo o PubMed Central, um banco de dados altamente respeitado dos institutos internacionais de saúde, esses são os fatores que podem levar ao crescimento excessivo de *Candida*:

- *Uso de antibióticos*
- *Dieta rica em açúcar*
- *Alto consumo de álcool*
- *Sistema imunológico enfraquecido*
- *Pílulas anticoncepcionais*
- *Diabetes*
- *Estresse*

Em seu livro *The Candida Cure* ("A cura da cândida", em tradução livre), Ann Boroch, naturopata e consultora nutricional certificada, afirma que o supercrescimento de fungos piora o quadro de doenças autoimunes, doenças do sangue e cardiovasculares, acentua problemas do sistema digestivo, endócrino, nervoso, dermatológico e do trato urinário/reprodutivo e desenvolve doenças causadas por vírus como o Epstein-Barr.

Segundo os Centros de Controle e Prevenção de Doenças (CDC) dos Estados Unidos, o vírus Epstein-Barr (EBV), também conhecido como herpesvírus humano 4, é um dos vírus humanos mais comuns, membro da família dos vírus do herpes. O EBV é encontrado em todo o mundo. A maioria das pessoas é infectada por este vírus em algum momento de suas vidas. Ele se espalha mais comumente através de fluidos corporais, principalmente saliva, e pode causar mononucleose infecciosa, também chamada de mono, e outras doenças.

Por ser um vírus comum — acomete 95% da população adulta mundial —, o Epstein-Barr é muito subestimado. No Brasil é chamado de vírus do beijo. Como é um vírus que não sai da pessoa nunca mais, os tratamentos são baseados nos sintomas, quando ocorrem.

Atualmente algumas pesquisas têm mostrado a relação entre o vírus Epstein-Barr e doenças autoimunes. No livro *Médium médico*, best-seller do *New York Times*, o autor Anthony William revela que não existe apenas uma versão do vírus, e, sim, mais de sessenta tipos dele. Além disso, ele pode estar desde o estágio adormecido até o quarto estágio. William descreve de maneira muito acessível: no primeiro estágio, o vírus Epstein-Barr passa por um período inicial de dormência;

em situações como deficiências nutricionais de zinco ou vitamina B12 ou experiência emocional traumática, o vírus detectará seus hormônios relacionados ao estresse e escolherá esse momento para agir. Isso também se dá quando ocorre uma grande mudança hormonal — por exemplo, durante a puberdade, gravidez ou menopausa. Os hormônios são uma poderosa fonte de alimento para o Epstein-Barr, e sua abundância age como um gatilho.

William descreve em seu livro como os estágios vão evoluindo, como o vírus vai se comportando e as consequências de quando ele está superativo, transformando-se em uma variedade de doenças autoimunes. Essa revelação é uma peça grande e importante do quebra-cabeça. Não vou descrever todos os estágios aqui, mas quero que saiba que, no estágio 3, uma das consequências é o lúpus, e no estágio 4, a fibromialgia.

Em resumo: há diversas pesquisas em desenvolvimento, e seria de grande valia que a comunidade médica se interessasse por esse assunto na busca por um melhor tratamento para pessoas com doenças autoimunes.

Discutimos tudo isso para mostrar como o nosso trato digestivo é importante. Para termos saúde, é fundamental atentar ao nosso intestino e sua microbiota, que a "cidade" que existe dentro de cada um de nós seja povoada com mais bactérias boas do que ruins, para que todos esses micróbios ("cidadãos") vivam em harmonia em prol do nosso bem-estar e da nossa felicidade. E não é esse o mundo que queremos? Por isso, se você quer a paz mundial, comece por você. Por onde, especificamente? Pelo seu intestino.

CAPÍTULO 5

Minha farmácia é a feira

Como eu gostaria de ter descoberto o poder do alimento mais cedo. Por que não ensinam o básico de nutrição para as crianças na escola, mostrando os alimentos que fazem bem e os que fazem mal? Por que não atividades divertidas de culinária? Isso teria um impacto enorme na saúde de um país. Problemas de saúde pública seriam reduzidos e, consequentemente, os gastos do governo com isso. A China, um país com, até o momento, quase 1,5 bilhão de habitantes, tem como uma das soluções para saúde pública o ensino de *qigong*, um tipo de atividade física milenar que deu origem ao *tai chi chuan* e o *kung fu* e que comprovadamente melhora a saúde das pessoas. *Qigong* é um ensinamento que coloca nas mãos de cada habitante parte da responsabilidade pela sua própria saúde.

Mas, ainda que não tenhamos aprendido nutrição na escola, não é tarde para começar a se alimentar direito e a cuidar da nossa dieta.

E qual é o melhor tipo de dieta? Essa é uma pergunta que sempre me fazem. Alguns colegas nutricionistas pregam o veganismo, outros defendem a carne com unhas e dentes. Na verdade, vestir qualquer camisa não me permitiria olhar o cliente como um indivíduo com suas necessidades específicas. Cada caso é um caso. E não importa o que eu penso, mas sim o que vai fazer bem para a pessoa que estou me propondo a ajudar.

Alguns estudos mostram os benefícios maravilhosos do veganismo, enquanto outros mostram resultados incríveis quando o consumo de proteína animal é consciente. Só em uma coisa todos concordam: os vegetais fazem bem à saúde. Eba! Bandeira branca da paz, viva os vegetais! Eles estão presentes na dieta vegana, vegetariana, paleolítica, anti-inflamatória e até nas dietas da "moda", que são várias (mais para frente vamos falar mais delas). Mas não podemos nos enfiar em dietas a torto e a direito, é preciso fazer um acompanhamento, que vai nos dizer qual a mais ideal para o nosso caso. Por exemplo, para pessoas com fibromialgia, existem alguns protocolos que são mais eficientes, baseados na dieta anti-inflamatória e paleolítica.

Mas então, qual é a melhor dieta, de maneira geral, para a longevidade e de qualidade? Não existe uma dieta certa, mas podemos aprender com o estilo de vida nas "zonas azuis".

Tem um estudo muito interessante conhecido como "zonas azuis", realizado pelo doutor Gianni Pes, nutricionista e médico estatístico, e pelo doutor Michel Poulain, demógrafo, especializado em estudos de longevidade. Eles identificaram no mapa as regiões do mundo onde há uma grande quantidade de pessoas centenárias com excelente qualidade de vida. São cinco regiões no mundo consideradas zonas azuis:

- *Loma Linda, Califórnia (Estados Unidos)*
- *Nicoya, Costa Rica*
- *Sardenha, Itália*
- *Icária, Grécia*
- *Okinawa, Japão*

O estudo é basicamente sobre a nutrição e o estilo de vida associados à longevidade. Mesmo em diferentes partes do mundo, com culturas distintas, o resultado mostrou pontos em comum: um estilo de vida ativo e com pouco estresse. Ativo, pois a população dessas cidades se movimenta muito, caminha todos os dias, toca seus afazeres do cotidiano; o tipo de ginástica que fazem não é necessariamente o das academias, e sim os movimentos do dia a dia. Mais escadas e menos elevador. Os aposentados se mantêm mentalmente ativos, e não passivos em frente à TV. Eles se conectam e trocam ideias com as gerações mais novas. Hoje em dia, mais do que nunca, sabemos dos malefícios que o isolamento pode causar. Problemas psicológicos, emocionais e até físicos atingem não somente as pessoas da terceira idade, mas todos os seres humanos. Somos seres sociáveis. Os relacionamentos são muito importantes. Amigos e família sempre em volta. Para eles, nada melhor do que uma boa refeição acompanhada.

Agora, sobre a alimentação dessas pessoas: pouca quantidade de carne, banha para cozinhar e muitos vegetais cultivados no jardim. Eles não renunciam aos carboidratos, tão temíveis nos dias de hoje, mas limitam bastante a quantidade. Para eles, 10 g de açúcar no dia estão de bom tamanho. Mais do que isso, sabem que esse ingrediente não faz bem à saúde. Na Sardenha, o famoso *minestrone* é um dos maiores segredos de saúde daquela comunidade. Não só a quantidade, mas a qualidade desses alimentos é muito importante — um alimento da natureza sem ser geneticamente modificado e sem uso de pesticidas e outros químicos. Até a farinha é feita dessa maneira, de um trigo produzido em um solo limpo. Com certeza o glúten não é o mesmo que consumimos por aqui, nos Estados Unidos.

O senso de comunidade é forte, a vida é mais devagar, e isso é bom. Os mais velhos, novamente, nos transmitem informações importantes através de suas experiências. Mais um lembrete para respeitá-los, amá-los e honrá-los pela sua vivência aqui nesse planeta, que é belo, mas difícil.

Quem se interessar mais por esse estilo de vida, vale a pena pesquisar sobre as "zonas azuis". Uma curiosidade: na época em que o doutor Pes pesquisava essas áreas, ele não usava o computador, mas ia marcando o mapa físico com uma canetinha azul as áreas onde havia um maior número de centenários. Quando ele foi apresentar o artigo científico sobre essa pesquisa maravilhosa, perguntaram qual nome ele daria. Ele olhou o mapa pontilhado de bolinhas azuis e então colocou o nome de "zonas azuis".

CUIDADO COM AS DIETAS DA MODA!

Cada época aparece um novo guru da alimentação. Normalmente dão o seu próprio nome ao novo tipo de dieta milagrosa, que, em geral, é focada na estética e na perda de peso. Claro que esses tipos de dieta podem funcionar para um determinado número de pessoas, mas não para todas nem para sempre. Uma dieta não pode ser igual para todos, pois cada um tem um DNA diferente, vive em um ambiente diferente, pensa e sente de maneiras diferentes. Eu mesma aqui vou compartilhar um tipo de dieta que funciona para mim e que possui vários estudos comprovando a melhora para pessoas com doenças do espectro autoimune. Não é uma dieta criada por mim, e talvez não sirva para todos, pois há certas especificidades que a tornariam mais eficaz — como exame de DNA, epigenética, metais pesados e vários outros —, visto que é desenvolvida conforme as características do cliente.

Quero deixar claro que, no momento, não sigo uma dieta vegetariana. Mas minha alma é, e vou adorar quando o meu corpo físico estiver preparado para isso. Ser vegetariano não é simplesmente parar de comer os bichinhos. Se você deixar de comer carne e se entupir de massas e açúcar, vai ficar doente. Ser vegano não é sinônimo de saúde. Por outro lado, caso os defensores do consumo de carne optem por se entupir deste alimento (principalmente a carne de vaca, que é altamente inflamatória) e não consumir vegetais, não fizer uma atividade física, também vai ficar doente. Independentemente de qual for a sua escolha, procure um profissional para te orientar, para que você tenha todos os nutrientes que precisa.

Nas zonas azuis, há o consumo de proteína animal, mas com moderação, e a maior parte da dieta é baseada em vegetais. Para aquelas pessoas, assim como eu, que se preocupam com os animais e o meio ambiente, existe um caminho do meio bem interessante. A atriz Suzy Amis Cameron, depois que se tornou vegana e percebeu o enorme impacto que esse tipo de alimentação causava no meio ambiente, entendeu que nem todos iriam seguir seus passos e pensou em uma ótima solução. Ela apresenta em seu livro, em suas palestras e entrevistas pelo mundo o *One Meal a Day* (OMD), que propõe uma refeição por dia sem a ingestão de proteína animal. Gostei muito desse caminho, sem radicalismos, em que todos saem ganhando. Veja mais detalhes a seguir:

UMA REFEIÇÃO SUSTENTÁVEL POR DIA

- COMA 1 REFEIÇÃO PLANT-BASED POR DIA e você economizará anualmente 736.895 litros de água e o carbono equivalente a 4.952 quilômetros dirigindo seu carro.
- COMA 2 REFEIÇÕES PLANT-BASED POR DIA e você economizará anualmente 1.557.376 litros de água e o carbono equivalente a atravessar os Estados Unidos de carro mais que duas vezes.
- COMA 3 REFEIÇÕES PLANT-BASED POR DIA e você economizará anualmente 2.336.004 litros de água e o carbono equivalente a atravessar os Estados Unidos de carro mais que três vezes.

"Os mesmos alimentos que protegem a sua saúde também protegem a saúde do meio ambiente"

DOUTOR NEAL BARNARD

E AGORA, VAMOS FALAR SOBRE O GLÚTEN?

O glúten é outro assunto que vira e mexe é tema de polêmica. Daí surgem comentários do tipo:

"Mas eu não tenho doença celíaca, por que preciso cortar o glúten?"
"Meus avós sempre comeram glúten e nunca tiveram nada!"
"Na Bíblia, o pão é descrito como alimento sagrado!"

Primeiro quero dizer que, se eu pudesse escolher um alimento na vida, seria pão. Tem coisa melhor? Aliás, tudo o que leva glúten é uma delícia. É o que deixa, por exemplo, o bolo fofinho e a massa da pizza e dos biscoitos mais gostosa. Em tudo o que você possa imaginar que contenha trigo, ele está lá, superpresente. Mas eu e grande parte das pessoas não devem comer glúten.

Vamos por partes.

O glúten é a combinação de dois grupos de proteínas: a gliadina e a glutenina. Elas são encontradas dentro de grãos de trigo, cevada e centeio.

A palavra "glúten" tem origem no latim, significa "cola". Por isso fabricantes de variados produtos usam o glúten para dar liga e espessamento aos seus produtos. É muito difícil cortar cem por cento o glúten das nossas vidas, pois essa "cola" é usada em uma variedade enorme de produtos — por esse motivo, acabamos consumindo uma quantidade elevada de glúten sem saber. Ele está em praticamente tudo, até em cosméticos.

Além disso, o glúten de hoje não é mais o mesmo de antes. Ele é geneticamente modificado, portanto, aquele pãozinho que nossos avós consumiam era outro. Por quê? Por causa de uma técnica agrícola que tem como objetivo aumentar a produção, chamada dessecação de culturas. E um produto químico utilizado nesse processo é o glifosato que é um herbicida/pesticida. Há vários estudos sobre como esses pesticidas afetam a nossa saúde.

No entanto, as práticas de colheita de trigo são muito diferentes na Itália. Talvez por isso o número de italianos que sofrem de doença celíaca (diagnosticada ou não) seja de cerca de 1% da população.

DOENÇA CELÍACA x INTOLERÂNCIA x ALERGIA

Mais de 55 doenças já foram relacionadas ao glúten. Pessoas com doença celíaca também têm um risco ligeiramente maior de desenvolver osteoporose e anemia (devido à má absorção de cálcio e ferro, respectivamente). A boa notícia é que remover o glúten da dieta pode reverter os danos. Uma dieta sem glúten é o principal tratamento médico para a doença celíaca. No entanto, entender e seguir uma dieta rigorosa sem glúten pode ser um desafio, possivelmente exigindo a orientação de um nutricionista registrado para saber quais alimentos contêm glúten e garantir que os nutrientes adequados sejam obtidos de alternativas sem glúten. Algumas pessoas reagem de maneira diferente ao glúten, quando o corpo o sente como uma toxina, fazendo com que as células do sistema imunológico reajam exageradamente e o ataquem. Se uma pessoa inconscientemente sensível continua a ingerir glúten, isso cria uma espécie de campo de batalha, resultando em inflamação. Os efeitos colaterais podem variar de leves (fadiga, inchaço, constipação alternada e diarreia) a graves (perda de peso não intencional, desnutrição, danos intestinais), como no distúrbio autoimune da doença celíaca.

Já a intolerância ao glúten — a sensibilidade ao glúten, não celíaca, também conhecida como enteropatia — é quando a pessoa tem sensibilidade a essa proteína em uma escala não tão grave como a doença celíaca, mas que, a longo prazo, pode causar sérios efeitos colaterais em alguns indivíduos. Nesse caso a redução ou eliminação do glúten na dieta também é aconselhável. Não existe um teste reconhecido para a sensibilidade ao glúten não celíaca, mas podemos ter uma pista através dos exames de intolerâncias alimentares. Eu tenho essa sensibilidade, e digo que quando como glúten, mesmo sem saber que estou comendo, meu corpo sente. Eu me sinto exausta, e uma bolsinha se cria embaixo dos meus olhos, me batendo um leve mal-estar. Minha família já sabe até o termo que uso para o conjunto de sintomas que tenho quando entra glúten no meu corpo: "fom-fom". Como se tirassem a minha graça de fazer qualquer coisa. Para os fãs de Harry Potter, o glúten para mim é como um dementador, que suga a felicidade humana.

A intolerância ao glúten é diferente da alergia a proteínas do trigo. Ela pode ser diagnosticada com exames de sangue de imunoglobulina E positivos, e é um desafio alimentar. Os sintomas variam de leves a graves e podem incluir inchaço ou coceira na boca ou garganta, urticária, coceira nos olhos, falta de ar, náusea, diarreia, cólicas e anafilaxia. As pessoas que testaram negativo ainda podem ter sensibilidade ao glúten. Essa condição é mais frequentemente vista em crianças, mas a maioria supera na idade adulta.

Já a dermatite herpetiforme (DH) é uma erupção cutânea que resulta da ingestão de glúten. É uma resposta autoimune que se apresenta como uma erupção vermelha persistente que pode produzir bolhas e inchaços. Embora as pessoas com doença celíaca possam ter DH, o inverso nem sempre é verdadeiro.

É importante notar que o glúten é um problema apenas para aqueles que reagem negativamente a ele, ou seja, que tenham sensibilidade. A maioria das pessoas pode comer (e, de fato, comeu) glúten na maior parte de suas vidas, sem experimentar os efeitos adversos.

A DIETA PARA FIBROMIALGIA E DOENÇAS AUTOIMUNES

Quero deixar claro que esse planejamento é mais do que simplesmente uma dieta, é uma mudança de estilo de vida. É como dar um *reset*. Pessoas com fibromialgia e outras doenças autoimunes precisam resetar o intestino para permitir que o seu corpo se cure sozinho. Ele está desorientado, e essa dieta serve como um caminho bem-sinalizado. Além de portadores de doenças do espectro autoimune, essa dieta também serve para quem quer se sentir mais saudável de maneira geral. Muita gente prefere seguir esse estilo de vida para sempre, pois realmente se sente mais saudável, porém sempre levo em consideração que cada um é diferente e nada é para sempre. Deixe para decidir isso depois que você estiver se sentindo muito bem, ok?

O primeiro passo é cuidar do intestino, e para isso vamos passar por quatro fases, conhecidas no meio integrativo como os "4 Rs".

1ª FASE: REMOVER OS ESTRESSORES

Essa fase é muito importante. Devo confessar que não é a mais fácil, pois vamos ter que cortar, por algum tempo, aqueles alimentos de que muitas vezes mais gostamos. Não é diminuir, é cortar mesmo. Mas é necessário, e aí eu convido o guerreiro que existe em você, que quer sair desse ciclo vicioso de dor, cansaço e tristeza, a alcançar a liberdade e a tomar a sua vida de volta. Teremos que remover esses alimentos para não "estressar" o trato gastrointestinal e para tapar aqueles possíveis buraquinhos, as "valinhas" do intestino, para não aumentar qualquer possibilidade de intestino permeável. Nessa fase vamos deixar de atrapalhar o intestino, coisa que fazemos por muito tempo por falta de informação. Sabe aquele ditado: "Muito ajuda quem não atrapalha"? Essa é a primeira fase. A lista de eliminação é grande, centrada nos alimentos considerados inflamatórios. Mas a boa notícia é que, depois que seu intestino estiver com o seu muro protetor, como a Muralha da China, quando você estiver indo ao banheiro, fazendo aquele cocô estrelinha dourada, do tipo 4, e estiver se sentindo com energia e sem dor, você vai poder reintroduzir devagar esses alimentos, ok? Então saiba que não é para sempre!

VAMOS CORTAR!
Como sei que é difícil cortar os alimentos, sugiro começar pelo glúten. Depois de uma semana, pode cortar os próximos itens. Excluir tudo de uma só vez pode ser estressante demais, e não precisamos de mais estresse em nossas vidas, certo?

Preparados para a lista? Vamos lá:

GLÚTEN

O mais importante de todos, encontrado em tudo o que contém trigo, como pães, bolos, biscoitos e macarrão.

GRÃOS EM GERAL

Grãos podem causar um crescimento excessivo de bactérias ruins no intestino, além de reduzir o poder de absorção de nutrientes. A ideia não é cortar os grãos para toda a vida, mas nesta fase é importante. Todos os tipos de arroz, trigo, milho, aveia, amaranto, quinoa, cerveja. A lista de grãos é grande.

LEGUMINOSAS

Além de seu teor de ácido fítico, as leguminosas também são FODMAPS, o que significa que contêm um tipo de carboidrato chamado galacto-oligossacarídeo, que pode causar problemas digestivos desagradáveis para algumas pessoas, especialmente para quem já tem síndrome do intestino irritável ou problemas digestivos semelhantes. Os alimentos são: grão de bico, amendoim, feijões em geral, ervilhas, soja, lentilha.

LEITE DE VACA E LATICÍNIOS EM GERAL

Iogurte, queijos, manteiga. O leite de vaca é considerado um alimento altamente inflamatório — aliás, a vaca como um todo, inclusive, sua carne. Além do mais, o leite de hoje também é diferente: pense no que há dentro de uma caixa de leite que pode ficar meses sem estragar em uma prateleira de supermercado.

OVOS

É um alimento que se enquadra na categoria de difícil digestão e sensibilidade. Isso não é para todos. Por isso, se você consome ovos todos os dias, aconselho a comê-lo separadamente e prestar atenção em seu corpo. Perceba se a barriga incha, se você sente aquela areiazinha nos olhos ou com menos energia. Se não perceber nada de diferente, ótimo. Mas lembre-se que tudo o que comemos repetidamente por um longo tempo pode desenvolver algum grau de intolerância alimentar em nosso organismo.

AÇÚCAR

Altamente inflamatório. Inclui frutas com alto índice glicêmico, como banana, manga, mamão, caqui, ameixa, melancia, melão e frutas secas em geral, bem como suco de laranja.

SOLANÁCEAS

Recentemente, os vegetais da categoria das solanáceas ganharam a reputação de serem inflamatórios. A inflamação está ligada a condições crônicas, como doença inflamatória intestinal, artrite ou psoríase, e alimentos que causam inflamação podem piorar as condições existentes. Os alimentos são: tomate, berinjela, batatas, pimentões, pepino, pimentas, ashwagandha (ginseng indiano).

ALIMENTOS PROCESSADOS

Químicos, químicos, químicos! São cheios de aditivos e conservantes para aumentar o prazo de validade, como macarrão instantâneo, extrato de tomate, frutas preservadas em açúcar, milho em conserva, nuggets, suco em pó, carne temperada, e por aí vai.

ÁLCOOL

São muitos os motivos, mas vamos resumir que álcool é açúcar, e os micróbios ruins se alimentam dele. Além disso, algumas bactérias ruins produzem etanol a partir do álcool e o liberam como lixo tóxico no nosso cérebro, o que é apenas uma das causas de falta de concentração e daquela sensação aérea, de estar fora do ar.

CAFEÍNA

Ah, o cafezinho!

Vou dar aqui dez razões por que devemos, nesta fase, evitar a cafeína (inclua aqui café, chás que contenham cafeína, refrigerante etc.):

1. Pode aumentar a ansiedade.
2. Diminui a qualidade do sono.
3. Dificulta a absorção dos nutrientes.
4. Mancha os dentes.
5. Pode desequilibrar os hormônios.
6. Pode aumentar a pressão arterial.
7. Afeta o humor, causando aquela sensação de montanha russa de emoções.
8. Pode ser um gatilho para dores de cabeça e enxaqueca.
9. Pode causar problemas digestivos.
10. Reduz síntese de colágeno.

"Meu Deus! Tem muitos alimentos saudáveis aí! Não sobrou nada para eu comer! Vou comer o que agora?"

Foi exatamente o que falei quando vi essa lista.

Calma! Vamos para próxima fase para entender a linha de raciocínio.

2ª FASE: RESTAURAR

Chegou o momento de colocar o que é bom para melhorar a digestão e absorção dos nutrientes. Precisamos aumentar o ácido estomacal. Muita gente associa o refluxo ao excesso de ácido estomacal, mas, na verdade, é justamente o baixo nível que causa o atraso na digestão e faz o alimento ficar mais tempo do que deveria no estômago, causando o refluxo.

Estou falando de enzimas digestivas, que ajudam a quebrar as moléculas dos alimentos para facilitar a absorção dos nutrientes pelo organismo. As enzimas digestivas podem ser vendidas em cápsulas, e é importante que você encontre uma marca de confiança com uma boa mistura que inclui amilase, lipase e protease para tomar junto a todas as refeições.

3ª FASE: REINOCULAR, MAS VAMOS CHAMAR DE "REPOVOAR"

Ou seja, a fase de colocar dentro do nosso organismo bactérias boas. Colocar micróbios legais. Ter uma população de seres bacanas para que o nosso mundo interno (o nosso ecossistema particular) viva de maneira harmoniosa e feliz. Para isso, o uso de probióticos é essencial. Nesse momento, em que seu intestino está em processo de recuperação, não recomendo os probióticos por meio da alimentação fermentada, como iogurte, *kefir*, chucrute. Esses probióticos naturais são extremamente saudáveis para a microbiota, são uma excelente maneira de manter a saúde, mas apenas quando seu intestino estiver recuperado. Para as pessoas com problemas autoimunes e que ainda estão na fase de recuperação da saúde intestinal, tais alimentos vão alimentar as bactérias boas, mas também as ruins, pois têm fibra e açúcar, e as bactérias ruins adoram se alimentar deles. Por isso, vamos matar de fome as bactérias ruins, para que as boas fiquem em maior número, e só então adicionamos esses probióticos naturais à nossa rotina, sem prejudicar o equilíbrio de nossa microbiota.

Não posso receitar aqui um probiótico que seja mais adequado, pois cada caso é um caso. Mas nessa fase é recomendável uma variedade de cepas, de bichinhos do bem, que seja de boa qualidade — e evidentemente, procure produtos de marcas confiáveis. Há diversas cepas de bactérias amigáveis que demonstraram ser benéficas para auxiliar a regulação do intestino, com respaldo em estudos clínicos. No caso de constipação, que até agora tem se mostrado maioria entre minhas clientes, os melhores suplementos probióticos devem conter cepas que foram pesquisadas especificamente para constipação, incluindo:

- *Bifidobacterium lactis* BB-12
- *Bifidobacterium lactis* HN019
- *Bifidobacterium lactis* DN-173 010
- *Lactobacillus rhamnosus* GG

E os prebióticos?

São os alimentos dos probióticos, a "comida" que favorece a multiplicação e a atividades das bactérias boas. Também são importantes para fortalecer os soldados bons. Você os encontra em vários alimentos disponíveis na lista de pratos que apresento mais adiante, como cebola, alho, chia e beterraba.

E agora vamos para a última etapa na reconstrução da parede intestinal.

4ª FASE: REPARAR

Agora sim! Passamos o tempo limpando o terreno, fabricando os tijolos, preparando o cimento, enfim chegou a hora de construir o muro intestinal. A maioria de nós desenvolve, em algum nível, a síndrome do intestino permeável, seja devido à alimentação inadequada, cheia de alimentos processados, toxinas ou estresse; ou seja, você não precisa se sentir como se tivesse sido sorteada em uma loteria às avessas. Vamos consertar! Para isso, precisamos dos aminoácidos, como a glutamina.

A glutamina é um aminoácido muito importante, pois melhora a síndrome do intestino permeável, as intolerâncias alimentares, o metabolismo, as funções do cérebro, a constipação e a diarreia; tem efeito anti-inflamatório; apoia o sistema circulatório, a manutenção dos níveis de açúcar e a saúde do fígado; reduz aquela vontade louca por doces; auxilia na eliminação de amônia; entre outros benefícios. É excelente para tudo o que falamos até agora.

Óleos de peixe, os ômegas, também ajudam a diminuir a inflamação. Você pode encontrar ômegas como suplementos ou consumir os próprios peixes. No Brasil, é mais difícil de achar, mas procure por salmão selvagem e sem adição de corantes; além disso, para quem gosta, sardinha é uma excelente opção.

Contudo, alguns peixes contêm muito metal pesado, como o mercúrio. O atum é o maior exemplo, por isso, evite consumir este peixe, pois pode contribuir para o aumento de seu nível de toxicidade.

Aqui vai uma cartela dos peixes e a relação com o mercúrio, um metal pesado.

NÍVEIS DE MERCÚRIO NO PEIXE

ALTA
(Evitar o consumo)

- Enchova, Anchova ou Enchovinha
- Garoupa
- Cavala (Cavalinha, Cavala-real)
- Marlim, agulhão
- Peixe-relógio
- Robalo
- Tubarão
- Peixe espada, Espadarte, Meca
- Malacantídeos (peixe-batata)
- Atum (atum-chi, atum-amarelo, albacora, albacora enlatada)

MODERADA
(Consumir com moderação)

- Robalo Muge ou Robalo Riscado
- Carpa
- Bacalhau
- Corvina do Pacífico
- Halibute ou Linguado preto
- Jacksmelt
- Lagosta
- Dourado
- Tamboril
- Perca (água doce)
- Peixe-carvão-do-pacífico (Black Cod)
- Raia
- Pargo
- Atum (enlatado, Bonito Listrado, Barriga Listrada)
- Pescada

BAIXA
(Consumo recomendado)

- Anchovas
- Pâmpano-manteiga, Peixe-manteiga
- Bagre
- Mexilhão
- Caranguejo
- Lagostim, Pitu
- Corvina do Atlântico
- Linguado
- Hadoque
- Pescada, Merluza
- Arenque
- Cavala do Atlântico
- Tainha
- Ostra
- Perca (água salgada)
- Solha europeia, linguado
- Pollock (família do bacalhau)
- Salmão (enlatado, fresco)*
- Sardinha
- Vieira
- Sável
- Camarão
- Solha (Pacífico), linguado
- Lula
- Tilápia
- Truta
- Pescado branco
- Badejo

*Salmão de cativeiro pode conter bifenilos policlorados (PCBs) e químicos que causam sérios danos à saúde a longo prazo.

Fonte: A Guide to Protecting Your Family's Health. *Natural Resources Defense Council* (NRDC), mai. 2006. Disponível em: https://www.nrdc.org/sites/default/files/walletcard.pdf. Acesso em: 2 ago. 2022.

Passadas as quatro fases, os 4 Rs para cuidar do intestino, vamos focar agora na dieta em si. Esse tipo de alimentação se torna bem restritivo por um tempo, pois pessoas com problemas de autoimunidade têm multifatores que desequilibram o trato digestivo.

Existe a dieta anti-inflamatória (que é excelente), a dieta da eliminação, a paleolítica (que mostra ótimos resultados para casos autoimunes), além do protocolo para vírus Epstein-Barr, *Candida albicans*, SIBO, supercrescimento de leveduras, de metais pesados e outros mais específicos. Como aqui no livro não temos condições de desenvolver uma dieta específica para cada um — pois, para isso, precisaríamos de exames —, as informações que adicionarei na sequência são as que beneficiarão um número grande de pessoas, procurando evidenciar os alimentos brasileiros.

Sempre vou defender os produtos orgânicos, e aí muita gente vai falar: "Dani, os produtos orgânicos aqui no Brasil são muito caros!"

Sim, infelizmente são mais caros, mas, na verdade, mais caros comparados a quê? Geralmente as pessoas que me falam isso não consomem nem vegetais não orgânicos. Optam por comidas processadas e de fácil preparo. Em geral, esse tipo de alimentação acaba saindo mais cara quando fazemos as contas. Pensar em alimentos orgânicos é encarar o seu alimento como remédio, e alimentos geneticamente modificados, cheios de pesticidas e outros aditivos químicos, além de não fazerem bem para saúde, ainda podem deixar a pessoa doente.

Há estudos que mostram a relação entre agrotóxicos e doenças crônicas, como diferentes tipos de câncer, diabetes, distúrbios degenerativos (Parkinson, Alzheimer, esclerose lateral amiotrófica), defeitos congênitos e distúrbios reprodutivos. Vale lembrar que os pesticidas são fundamentais para quem ganha dinheiro com a indústria de alimentos, não para sua saúde. Para a saúde da humanidade, é necessário se pensar com urgência em um novo conceito de agricultura. A consequência dos pesticidas e químicos nos alimentos é um gasto enorme de dinheiro em termos de saúde pública. Infelizmente, os que mandam ainda não conseguem enxergar dessa maneira. Então, vamos nós, na cozinha, fazer a nossa parte.

MONTANDO O NOSSO PRATO

Vamos pensar em montar os nossos pratos da seguinte maneira:

✓ PREFERÊNCIAS
- Orgânicos
- Locais/sustentáveis
- Produções sazonais

✗ PARA EVITAR
- Comida processada (comida que vem em pacote/ saquinho)
- Açúcar; orgânicos geneticamente modificados (OGM); álcool
- Laticínios (leite de amêndoas, leite de coco e leite de caju são bons substitutos)
- Soja (tofu, shoyu)
- Óleo de canola, óleo vegetal, óleo de cártamo, azeite de dendê/gordura vegetal, óleo de soja, óleo de milho, óleo de amendoim

COZIMENTO
Cozinhar na água é melhor. Para outras opções, escolha com base na temperatura de cozimento:

- 260 °C — Óleo de abacate orgânico
- 230 °C — Manteiga Ghee orgânica
- 200 °C — Sebo de vaca (alimentada com capim = grass fed)
- 175 °C — Óleo de coco refinado
- 150 °C — Manteiga de boa qualidade*
- Temperatura ambiente — Oleo de coco não refinado*
- Azeite de oliva extravirgem*

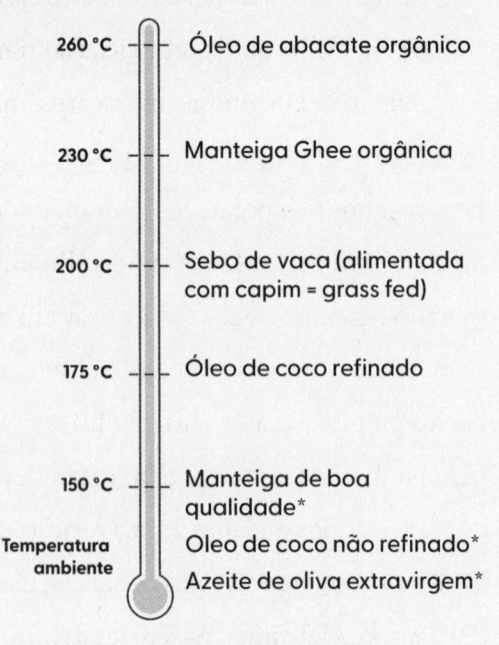

*Adicionar na comida apenas depois do cozimento

VEGETAIS COM AMIDO

- Aproximadamente ¼ do prato
- (carboidrato presente em alimentos como batata-doce, mandioca, abóbora)
- Individualizado a partir do objetivo e do grau de atividade

VEGETAIS SEM AMIDO

- Pelo menos ½ do prato (couve-flor, brócolis, cebola)

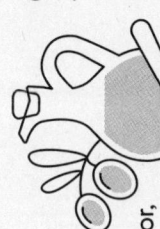

GORDURA

- (azeite de oliva extravirgem, óleo de abacate, manteiga ghee são alguns exemplos)
- 1-2 colheres (sopa) por refeição

BEBIDAS

- Água filtrada (pode adicionar limão orgânico/lima/hortelã) sem adoçante
- Água com gás sem adoçante
- Chás de ervas orgânicas

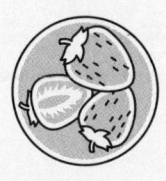

FRUTA

- 1 xícara por dia

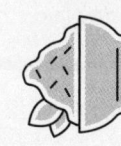

ERVAS/ PIMENTAS

- À vontade

ADOÇANTES

Usar com moderação!
- Estévia
- Fruta-dos-monges

PROTEÍNA

- Cada porção de proteína não deve ser maior do que a palma da mão

MINHA FARMÁCIA É A FEIRA

VAMOS À LISTA DO SIM!

- Abacate
- Abóbora (todos os tipos)
- Abobrinha
- Agrião
- Alface
- Alho
- Amêndoa
- Amora
- Azeite de oliva extravirgem
- Batata-doce
- Beterraba
- Brócolis
- Castanha-do-pará (apenas 4 unidades por mês)
- Cebola
- Cebolinha
- Cenoura
- Chás sem cafeína (por exemplo, camomila, menta, hortelã, lavanda, equinácea)
- Chia
- Coentro
- Couve-de-bruxelas
- Couve-flor
- Espinafre
- Frango orgânico (os não orgânicos contêm muitos hormônios — por favor, produtores de frangos orgânicos, coloquem seus preços mais competitivos, vocês estarão ajudando o seu próprio negócio e fazendo um bem para as pessoas)
- Gengibre
- Manteiga ghee
- Leite de amêndoa (um absurdo o preço no Brasil. Alô, empresas!)
- Leite de coco
- Limão
- Linhaça
- Macadâmia
- Melão-cantalupo
- Mirtilo
- Morango
- Azeite de abacate
- Óleo de coco
- Palmito
- Pasta de amêndoa
- Peixes
- Peru
- Quiabo
- Repolho
- Rúcula
- Salsão
- Salsinha
- Semente de abóbora
- Semente de girassol
- Funcho
- Mamão papaia
- Pepino
- Romã

Essas são as principais sugestões, ou seja, alimentos a serem consumidos em maiores quantidades. Não quer dizer que você só pode comer esses alimentos. Por que estou falando isso? Porque o ideal é ter um protocolo personalizado, e aqui trago apenas uma versão mais generalizada, que, ainda assim, terá um efeito benéfico. Mais para frente, em uma parte dedicada só para receitas, você verá mais alguns ingredientes que podem ser incluídos nessa lista, mas com moderação.

"Mas e a sobremesa, Dani? Não consigo ficar sem uma sobremesa ou um petisco."

Calma! Daremos um jeito nisso também nas receitas. Embora eu tenha ficado dois anos sem ingerir açúcar, eu sei o quanto é difícil para a maioria das pessoas — foi muito difícil para mim também. O açúcar é altamente inflamatório e vicia mesmo. Além disso, os micróbios ruins que moram dentro da gente amam açúcar, fazendo com que a família deles cresça. A estratégia é comer um docinho com a menor quantidade de açúcar possível. E darei algumas receitinhas de sobremesa que são maravilhosas, ok?

Para algumas pessoas — e eu me incluo aqui —, no início parece uma dieta impossível, porque em nenhum momento eu mencionei a palavra "chocolate" nessa lista. Mas vou mostrar que pratos deliciosos podem ser feitos com essa comida mais natural. Além disso, você vai acabar desenvolvendo um superpaladar. O excesso de açúcar que normalmente ingerimos de variadas fontes diminui o poder das nossas papilas gustativas. Com o tempo, você vai perceber mais os sabores dos vegetais, as frutas ficarão muito mais doces, enfim, tudo fica com mais sabor. A vida de maneira geral.

MINDFUL EATING: A IMPORTÂNCIA DE COMER PRATICANDO A ATENÇÃO PLENA

Parar o que está fazendo, ou seja, ficar no celular, comer enquanto assiste TV, tudo isso faz com que não prestemos a devida atenção que o momento das refeições demanda. Olhar sua comida, sentir o cheiro e mastigar bem o alimento é o início do seu processo de digestão. Quando não prestamos atenção, acabamos comendo com pressa, e isso só dificulta que seu corpo absorva os nutrientes.

A mastigação é o único movimento voluntário nesse processo; por isso, atenção!

"Quantas vezes devo mastigar, Dani?"

Não pense em contar (isso é muito chato!), mas você pode perceber a consistência. Está igual a papinha de bebê? Então pode engolir. Além disso, mastigar ajuda a acalmar, pois libera serotonina (hormônio da felicidade) no cérebro. Tente comer alguma coisa enquanto sente medo. Difícil! Além disso, estudos mostram que pessoas que comem sem prestar atenção no que estão comendo ganham mais peso. Pois, quando estamos cem por cento presentes durante esse momento importante, conseguimos perceber mais cedo quando estamos satisfeitos. Em vez de escolher o celular ou a TV para almoçar com você, escolha alguém que você goste. Fazer refeições com pessoas que amamos ajuda em vários níveis. E não se esqueça de se sentir agradecido pelos alimentos. Eles vão fazer um excelente trabalho para que você se sinta saudável.

SUPLEMENTOS ALIMENTARES

Existem vários suplementos naturais muito bons e que realmente ajudam a melhorar a qualidade de vida das pessoas de maneira geral, em especial daquelas que não estão conseguindo absorver os nutrientes de maneira adequada. Eu já falei anteriormente da importância de enzimas digestivas para auxiliar essa absorção, como o ômega-3, que é muito importante para ajudar a diminuir a inflamação e faz bem para o coração; o magnésio, que auxilia o movimento intestinal e ajuda a relaxar; alguns aminoácidos, como a L-glutamina; além da vitamina C, vitamina D e probióticos.

Contudo, reitero, não acho correto indicar aqui um protocolo de suplementos para fibromialgia, pois isso exige quantidades específicas para cada cliente. Para as outras doenças autoimunes, dependendo do tipo, os suplementos são diferentes. O que pode fazer bem para mim, pode não servir para você. Prefiro focar nos alimentos. Por isso, sugeri aquela lista de alimentos prioritários, ok? Para suplementação, recomendo a busca de um excelente profissional na área de medicina e nutrição integrativa/funcional/holística. Embora alguns suplementos sejam considerados benéficos para muita gente, para alguns pode causar algum malefício. Por isso profissionais da área integrativa pedem muitos exames. Cada pessoa tem o seu DNA, o meio ambiente em que vive, a sua maneira de encarar a vida, as toxinas específicas, tipo de água etc., e tudo, mas tudo mesmo, influencia na maneira como os seus genes se expressam — e é baseado nessa individualidade que seu protocolo deve ser desenvolvido. É isso o que vejo em meu dia a dia desde que a epigenética entrou na minha vida.

CAPÍTULO 6

Deixar de ser escolhida para escolher

Mas afinal, o que é epigenética? *Epi* tem origem do grego e significa "sobre", "fora de", "ao redor". A epigenética implica em características que estão sobre, em cima da base genética tradicional de herança. Em linguagem nada científica, quer dizer que você não precisa ser vítima do seu DNA, pois, dependendo do ambiente e do seu estilo de vida, esses genes podem estar ligados ou desligados. Você não tem como mudar o seu DNA, mas tem como interferir na maneira como eles se expressam. Isso não te dá uma sensação de poder? Mas com grandes poderes vem a responsabilidade. Lembra que falei para não colocar a sua saúde totalmente nas mãos de outras pessoas, que você precisa fazer também a sua parte? Vou te mostrar quais são os pontos fundamentais para que seus genes se expressem de uma maneira que otimize a sua saúde e bem-estar.

Quando comecei a ser tratada pela minha nutricionista holística em Los Angeles, um dos testes que fiz foi o de epigenética. Ela me indicou uma outra profissional que tirou quatro fios do meu cabelo, colocou na máquina e depois me enviou um relatório bem extenso com informações sobre o tipo de nutrientes que eu precisava aumentar em meu organismo, os alimentos que deveria evitar e dicas de mudança no meu estilo de vida para melhorar minha saúde e bem-estar. Lembro que minha nutricionista falou:

"Este teste analisa como os seus genes estão se expressando no momento, trazendo mais informações para o nosso quebra-cabeça. Outros clientes meus já fizeram, e os resultados nos ajudaram bastante."

E o teste realmente me ajudou. Depois que me tornei nutricionista holística, queria indicar o mesmo teste para algumas clientes com fibromialgia e fazer em mim, mas adivinha o que aconteceu? Não encontrei aquela profissional de jeito nenhum! Consegui, com muita dificuldade, falar com o responsável pelos testes nos Estados Unidos, contando minha história. Como não havia ninguém para realizar o teste em mim, fiz algumas reuniões e estudei bastante, até me tornar essa profissional. Foi ótimo não só para a minha saúde e a da minha família, mas também para os meus clientes. Considero esse teste uma excelente porta de entrada para o tratamento, mas, para realizá-lo, sempre aconselho a pessoa a ter o acompanhamento de um médico. Não posso diagnosticar nada, apenas dar conselhos nutricionais e sobre mudanças de estilo de vida.

Para trabalhar com esse teste, estudei bastante sobre epigenética. Além dos estudos que o laboratório fornece, resolvi fazer um curso de epigenética na Universidade de Melbourne; a linguagem científica era tão difícil que quase enlouqueci. Passei em todas as provas até chegar ao final do curso, mas, para ganhar o tal certificado que as pessoas tanto amam, eu precisaria ainda finalizar a monografia, realizar a prova final e avaliar o trabalho de mais cinco estudantes (os alunos precisavam também analisar os trabalhos uns dos outros). Então eu tinha duas opções: terminar o curso para conseguir o certificado ou me dedicar a este livro para ajudar pessoas com problemas semelhantes ao meu o mais rápido possível. Adivinha quem eu escolhi? Vocês! Quem sabe depois eu consiga terminar o curso?

Por que estou explicando isso? Porque existem estudos sérios sobre esse assunto, eu não estou inventando a roda. Sou apenas uma profissional estudiosa que está aqui para tentar passar para vocês a matéria resumida em uma linguagem simples. Eu poderia explicar o que é epigenética como está no Wikipedia:

> "O termo também se refere às mudanças funcionalmente relevantes no genoma que não envolvem uma mudança na sequência de nucleotídeos. Exemplos de mecanismos que produzem tais alterações são a metilação do DNA e a modificação de histonas, cada uma das quais altera a forma como os genes são expressos sem alterar a sequência de DNA subjacente. A expressão gênica pode ser controlada pela ação de proteínas repressoras que se ligam às regiões silenciadoras do DNA. Essas alterações epigenéticas podem durar por meio de divisões celulares durante a vida da célula e podem continuar por várias gerações, mesmo que não envolvam alterações na sequência de DNA subjacente do organismo; em vez disso, fatores não genéticos fazem com que os genes do organismo se comportem (ou "se expressem") de maneira diferente".
> (Tradução livre)

Mas vamos falar de um jeito mais simples. Como os nossos genes se expressam? Através do meio ambiente, do estilo de vida e da alimentação, que são a base para os genes. Apesar da separação nessas três categorias, tudo está conectado. No meio ambiente, sua saúde pode estar sendo influenciada por "forças invisíveis" que você jamais imaginaria, como a radiação do celular. Muitas vezes não temos a possibilidade de escolher o lugar onde vivemos, por motivos diversos, sejam profissionais, familiares, financeiros, culturais etc. Contudo, você lembra das zonas azuis que mencionei antes? Os lugares no planeta que são exemplos de longevidade com qualidade de vida? Podemos usá-los como inspiração para estilo de vida, gerenciamento do estresse e escolhas que fazemos na vida, inclusive para relacionamentos e senso de comunidade — que, por sinal, está relacionado tanto ao ambiente em que vivemos como aos alimentos. Tudo está conectado.

A alimentação é tão importante que tem uma categoria só dela. A absorção dos nutrientes necessários é fundamental para uma "boa expressão genética", mas não só: a eliminação do alimento "vazio de nutrientes" também faz parte das escolhas. Um alimento pode curar, mas também pode fazer uma pessoa adoecer. É preciso entender o poder de cada escolha que fazemos na vida, das pequenas decisões do cotidiano até as grandes questões da nossa existência — tudo mesmo influencia a expressão genética, nossa saúde e nosso bem-estar. Isso não te dá uma sensação de poder? Consegue enxergar uma relação entre essas duas expressões, "destino" e "livre-arbítrio"? Se formos traduzir essas palavras muito citadas nas religiões para uma linguagem científica, talvez ficasse assim: destino = genética/DNA; livre-arbítrio =

epigenética. Você acredita que pode mudar o seu destino? Pois a epigenética acredita que sim.

Você sabia que o ambiente em que você vive influencia mais de 90% da sua expressão genética? Os alimentos processados, a má absorção dos nutrientes, as toxinas e substâncias químicas, o campo eletromagnético e até as frequências extremamente baixas influenciam nas funções normais do nosso corpo. E sabia que o sistema nervoso é fortemente afetado por toxinas, aditivos químicos e campos eletromagnéticos? Para te mostrar como tudo isso funciona, vou contar a história de uma cliente que atendi em Beverly Hills, a Helena.

Quando Helena entrou no meu consultório, eu não entendi nada. Chegou sorrindo, cheia de energia e com aquele corpo de madrinha da bateria. Me contou sua rotina de trabalho: fazia o que gostava, tinha tempo para malhar e sua alimentação era muito saudável. Perguntei, com uma curiosidade real, por que ela estava me procurando. Foi então que ela me revelou que não conseguia fazer o número 2 de jeito nenhum. Estava estressada, nervosa, sentia um bolo no estômago mesmo quando comia uma alface. Quando fizemos o teste, vimos que o que mais estava afetando sua digestão não era a comida que estava ingerindo, e sim uma alta sensibilidade a rádio de comunicação de avião (sim, o teste também revela essas coisas). Perguntei se ela tinha viajado nos últimos três meses, mas ela disse que não. Eu fiquei super sem graça e comecei a desacreditar no teste, até que ela me falou:

"Mas eu moro ao lado do aeroporto de Los Angeles, o LAX."

Bingo! A próxima pergunta que ela me fez foi:

"E agora? Vou ter que me mudar?"

Eu disse que não, pois existem algumas ferramentas para ajudar o corpo a tirar essa radiação. Mais para frente, vou revelar quais são elas.

Também quero contar a história de Maria, mãe de três filhos, que resolveu fazer o teste na família inteira. Até o marido, que não queria muito, entrou no bolo. Passei uma tarde inteira com ela, analisando o teste de toda a família. Cada um tinha os seus problemas, mas o que mais chamou atenção é que, em uma família de cinco pessoas, todas apresentaram infecção por fungo, e isso estava afetando a qualidade de vida deles. Aconselhei chamarem um especialista para verificar se havia alguma infiltração na residência. A casa era nova e parecia estar em ordem, mesmo esse tipo de coisa sendo muito comum nas moradias aqui em Los Angeles. Ainda assim, eles seguiram o conselho, e pronto! Encontraram infiltração em um canto, atrás de um móvel, e o especialista aconselhou a fazer uma reforma. Até o tapete deveria ser jogado fora, na área de lixo tóxico! Pensei: "Meu Deus, essa cliente vai me detestar, dei esse prejuízo para ela". Mas ela me agradeceu e disse que, além de ajudar a sua família, estava protegendo o seu imóvel, pois, caso resolvesse vender, a casa nem passaria na inspeção — e isso, nos Estados Unidos, é um assunto sério. Ufa!

Também atendi Eduarda, com fibromialgia severa, acompanhada por um reumatologista, um médico funcional e uma nutricionista. Ela morava em Los Angeles e veio um dia ao consultório para escanear os fios de cabelo. Na semana seguinte, quando eu já estava de volta ao Brasil, fiz uma sessão online com ela. Durante a chamada, Eduarda me mostrou sua casa, com um jardim lindo e gramado. Fazia sete anos que ela havia trocado a vida na cidade por uma chácara. Fui ler o resultado.

Em termos nutricionais, não havia grandes deficiências, apenas alguns aminoácidos, mesmo assim, em pouca quantidade. O que a estava afetando, afinal? A linha de trem! O teste acusou eletrosensibilidade a linha do trem. Mas, se ela estava no campo, não era possível que fosse uma contaminação direta pelas linhas. Muito sem graça, contei para ela minha desconfiança, mas confessei que achava que o teste estava errado. Ela me respondeu:

"Não está errado, não, eu escuto o trem daqui de casa todos os dias!"

Ficamos dois segundos boquiabertas, e ela ainda disse:

"Desde que me mudei, minha saúde só vem piorando!"

Com isso, dei algumas dicas para aliviar essa radiação, já que ela não tinha a menor vontade de se mudar, nem tinha como se desviar da linha do trem.

Já a Leia, em um outro atendimento, relatou que estava quase se separando do marido. Os dois brigavam muito, pois a filha de três anos nunca havia dormido uma noite inteira desde o nascimento. Eles procuraram vários médicos para tentar entender o que acontecia com a filhinha deles, mas estavam exaustos. Após nossos testes, descobrimos que, além de intolerância a leite de vaca e a glúten, o que mais influenciava o sono da menininha era a radiação de Wi-fi. Perguntei onde ficava o Wi-fi deles, e a resposta? No quarto da menina e, pior, ao lado do berço dela. O conselho que dei foi o mesmo para todos os casos anteriores, e nunca vou parar de dar essa dica, que, embora seja simples e gratuita, é baseada em estudos científicos:

PÉS DESCALÇOS NA TERRA (OU ATERRAMENTO)

Não é papo de bicho-grilo, de artista, de avó, nada disso — apesar de que minha vó Marina vivia falando para eu brincar no quintal, e eu era uma criança supersaudável. A ciência está comprovando que pelo menos vinte minutos com os pés descalços diretamente na Mãe Terra — isso inclui grama, terra, areia, pedra, água do mar, rio, lagoa, ou seja, os elementos naturais do nosso planeta — contribui para uma melhora considerável da saúde de maneira geral.

Temos que lembrar que somos seres naturais que se afastaram da natureza. Passamos uma vida isolados do contato com a Terra. Somos seres "elétricos", assim como nosso planeta. Mesmo quando resolvemos ter uma vida saudável, correr ou fazer alguma atividade física em um parque, o que fazemos? Usamos sapatos com sola de borracha! Embora a atividade física seja essencial para a nossa saúde; o ar que respiramos nos faça viver; a natureza em volta seja um colírio para os nossos olhos; e o som e a música sejam um aconchego para os nossos ouvidos; sem os pés descalços, nos isolamos de uma força poderosa. Deixamos de receber a energia que o planeta manda para os nossos corpos. Além disso, não conseguimos eliminar a radiação que recebemos dos eletrônicos em geral. É claro que você precisa tomar cuidado para não se machucar, então nada de correr uma maratona sem a proteção de um tênis, basta descansar com os pés na natureza. Vejo isso diariamente nos resultados de teste de epigenética que realizo. Pessoas que sofrem com excesso de radiação, que possuem eletrosensibilidade, mas não conseguem liberar essa radiação do corpo, pois não se conectam com a natureza. Vivem uma vida isolada por uma camada de borracha. Ou seja, a perda de contato com a Terra contribui (e muito!) para o desequilíbrio elétrico, um acúmulo de "cargas positivas" e uma deficiência eletrônica não reconhecida no corpo. Isso causa desequilíbrio e doenças.

Pesquisas sobre aterramento biológico, ou *grounding*, sugerem que a carga elétrica (e seu suprimento ilimitado de elétrons e frequências diurnas) é como uma forma de "nutrição elétrica" para o reino animal e vegetal. Os resultados da pesquisa apoiaram a hipótese de que o aterramento facilita uma transferência significativa de elétrons livres para o corpo, uma transferência que resulta em mudanças fisiológicas rápidas, às vezes instantâneas. O aterramento restaura e mantém um ambiente elétrico interno natural.

O aterramento nada mais é do que o contato com os elétrons da superfície da Terra. Cientistas têm comprovado que, com os pés descalços na natureza, seja andando, correndo, parado ou sentado, é possível reduzir inflamação, dor e estresse. Além disso, há melhora no fluxo sanguíneo, no sono e na vitalidade. Colocar os pés na natureza é uma prática simples e gratuita, mas que afeta profundamente o estilo de vida, de modo que se torna um complemento importantíssimo para uma nova dieta. Porém, existe muito ceticismo nessa área, embora haja pesquisas de vinte anos que comprovam os benefícios do aterramento. Quando uma simples solução para melhorar a qualidade de vida das pessoas aparece, fica aquela dúvida no ar: como algo tão simples e sem custo pode ser considerado um tratamento para tamanha variedade de doenças? É uma pena, pois a energia da Terra é uma peça de valor inestimável no caminho para saúde e cura, reconhecida há alguns mil anos pela medicina chinesa e pela cultura indígena — além disso, hoje já existem máquinas, exames que conseguem comprovar os resultados.

Segundo o site HSCT Stops MS, quem fez renascer o termo "aterramento" na atualidade foi Clint Ober. Ele começou como vendedor de TV a cabo em Montana, nos Estados Unidos, e se tornou líder no setor. Sua empresa foi a maior fornecedora de serviços de instalação e marketing de cabos do país. Já aposentado, começou a ter grandes problemas de saúde que lhe causavam dores.

Durante sua carreira, Ober aprendeu que, para a TV ter uma boa recepção de sinal elétrico, o cabo teria que ser "aterrado". Foi assim que chegou à conclusão de que talvez os humanos precisassem ser "aterrados" também, a fim de manter uma boa saúde. Então, ele montou um sistema com fita adesiva e uma haste de aterramento para "aterrar" sua cama. Ober passou a sentir menos dor e ter melhor qualidade de sono, reduzindo o consumo de analgésicos. Ele testou com os amigos, que relataram os mesmos benefícios.

Em 2000, ele recrutou sessenta voluntários do sexo masculino e feminino com problemas crônicos de sono e de dor, para testar a eficácia do aterramento. Ober instalou uma almofada condutora de aterramento em suas camas. Em metade das montagens, ele inseriu um espaçador para bloquear a condução de energia. Ou seja, ele organizou os voluntários em dois grupos: pacientes aterrados e *"sham grounded"* (grupo placebo). Os participantes não sabiam em qual estavam.

Os resultados foram esses:

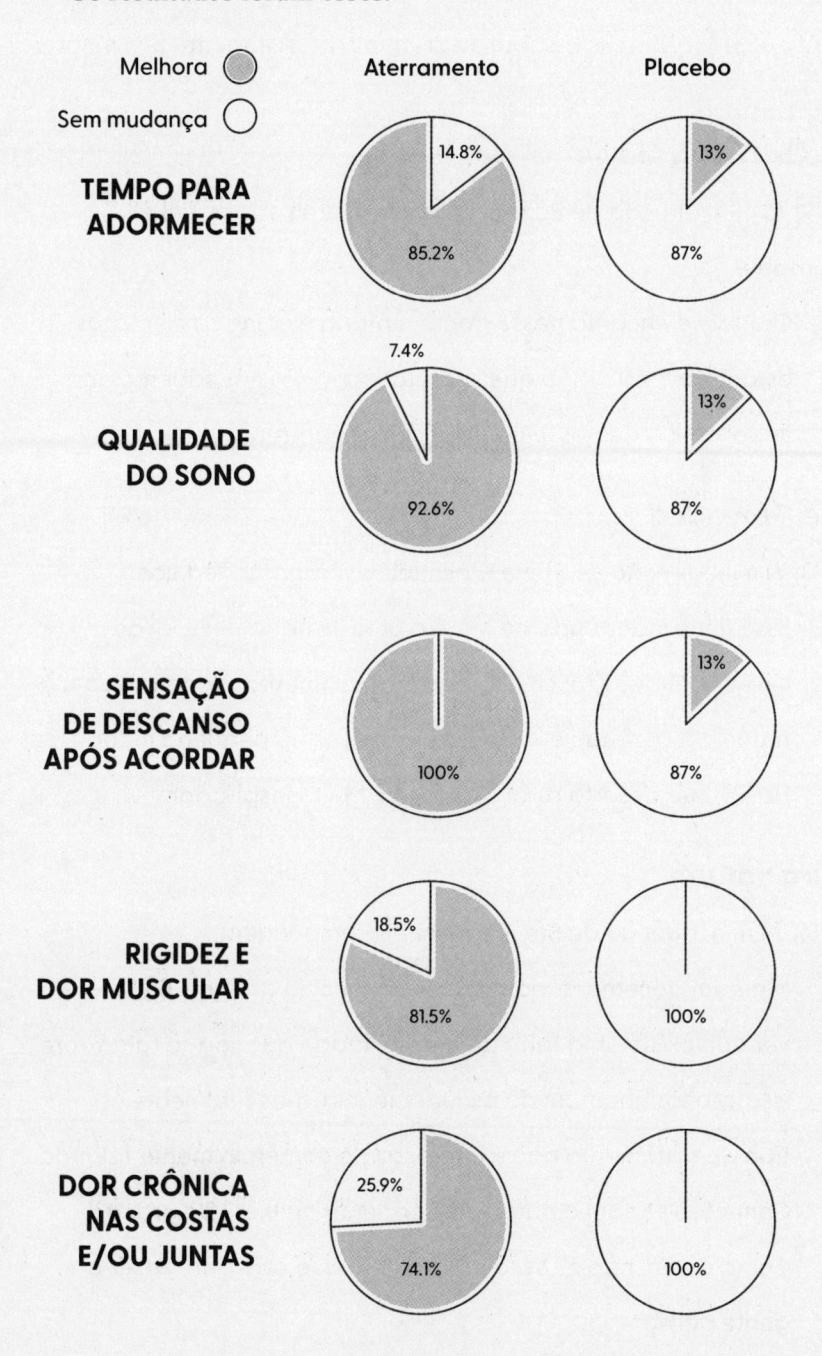

Melhora ●
Sem mudança ○

Aterramento | **Placebo**

TEMPO PARA ADORMECER
- Aterramento: 85.2% / 14.8%
- Placebo: 87% / 13%

QUALIDADE DO SONO
- Aterramento: 92.6% / 7.4%
- Placebo: 87% / 13%

SENSAÇÃO DE DESCANSO APÓS ACORDAR
- Aterramento: 100%
- Placebo: 87% / 13%

RIGIDEZ E DOR MUSCULAR
- Aterramento: 81.5% / 18.5%
- Placebo: 100%

DOR CRÔNICA NAS COSTAS E/OU JUNTAS
- Aterramento: 74.1% / 25.9%
- Placebo: 100%

Gostaria de recomendar alguns documentários sobre o assunto para quem se interessar sobre aterramento, é realmente fascinante:

The Earthing Movie
2019, 76 min, direção de Rebecca Harrell Tickell e Josh Tickell (YouTube)

O que me encanta nesse documentário é como os cientistas estão provando algo que lá no fundo todos nós sabemos: a importância do nosso contato com a natureza.

The Grounded
2013, 71 min, direção de Steve Kroschel (www.grounded.com)

Esse filme independente mostra uma jornada pessoal do cineasta Steve Kroschel. Como o aterramento, o contato com a natureza, o afetou e impactou os outros na pequena cidade de Haines, no deserto rural do Alasca. Muito inspirador.

Cura natural
2014, 74 min, direção de Steve Kroschel (Prime Video)

Mais um documentário falando do mesmo assunto. O triste é ver que existe uma falta de credibilidade quando se fala sobre isso. Muitos chamam de pseudociência, mas realmente esse tipo de tratamento não é interessante comercialmente falando. Conectar-se com a natureza e se sentir melhor? De graça?! Como assim, não é? Vale assistir nem que seja para fazer a gente pensar.

Tem muito material para aqueles que se interessarem e, assim como eu, tiverem um pesquisador dentro de si.

Em geral, desde que incluí o aterramento em meu cotidiano, minhas dores reduziram bastante. Sempre procuro, de maneira gentil, "obrigar" minha família a fazer também. Relato para mães e pais: minha filha sempre sente certa preguiça de ir, mas todas as vezes volta feliz da vida. Então, vale a pena insistir. Pode ser um piquenique na grama, uma caminhada em um parque, ficar em pé completamente descalço naquele pedacinho de terra na frente do prédio, sentar-se em uma cadeira e colocar o pé na terra ou areia enquanto lê um livro, sentar-se em uma pedra enquanto ouve uma música, e por aí vai. São várias as possibilidades de você se conectar e, com o tempo, perceber os benefícios do aterramento. Pelo menos vinte minutinhos por dia. Minhas dores nas costas aliviaram (e muito!) depois de uma semana e sumiram depois de quinze dias. Ainda estou testando, qualquer mudança aviso nas minhas redes sociais, ok?

Ah, lembra da história da Leia e do marido que tinham uma filha que não conseguia dormir por conta da radiação do Wi-fi? Falei para ela aproveitar que morava em frente à praia e colocar os pés descalços da filhinha na areia durante vinte minutos por dia. Ela levou tão a sério que enterrou a criança até o pescoço na areia; a menina adorou a brincadeira, e, no dia seguinte, Leia ligou agradecendo, porque, pela primeira vez desde que a menina nasceu, ela e o marido haviam acordado com a luz do dia — não lembravam mais como era dormir uma noite inteira. Mas vamos deixar evidente uma coisa aqui? Sentar-se na praia, correr ou apenas colocar os pezinhos descalços na areia já seria o suficiente. Não precisa cobrir ninguém de areia até o pescoço, não, tá?

RESPIRA!

Quando comecei a descobrir a vasta quantidade de informações sobre esse mundo holístico — saúde, mente, emoção, corpo, alma, microbiota, gerenciamento do estresse, metais pesados, intolerâncias alimentares, nova dieta, novo estilo de vida —, eu simplesmente pirei! É muita informação! Tem uma hora que a cabeça dá um *tilt*, você acha que nunca mais vai conseguir sair desse buraco e pensa: "Danou-se! Isso está muito complicado para mim". Mas eu tenho uma boa notícia. Quando tudo parece difícil demais, é hora de parar e voltar para o simples.

Tem outra ferramenta que pode contribuir para a melhoria da saúde em geral — não só em relação a doenças do espectro autoimune —, e veja só: também é gratuita. Que ferramenta é essa? É a respiração.

Há inúmeros exercícios de respiração que servem de base para diferentes tipos de meditação. Mesmo sem conhecer as técnicas da meditação consciente, você pode aproveitar de seus benefícios, como acalmar o sistema nervoso, reduzir inflamação, frear os pensamentos negativos e lidar com a ansiedade, a fim de melhorar o corpo emocional, ajudar na circulação e, por consequência, na saúde cardíaca. A atenção à respiração é uma prática excelente para tudo e para todos, principalmente para portadores de doenças crônicas.

É muito simples. Você não precisa pensar em nada nem tentar ficar sem pensar; só precisa focar no ar que entra e no ar que sai. No início pode ser difícil, pois, quando estamos nervosos, inflamados, com preocupação, ansiedade ou dor, não conseguimos manter uma respiração profunda. Não tem problema, siga em frente, até sua respiração ficar cada vez mais "completa". Quanto mais profunda, mais você vai conseguir relaxar.

Eu faço assim: inspiro o mais lentamente que consigo enquanto penso "ar que entra"; seguro a respiração por apenas dois segundos e depois a solto lentamente enquanto penso "ar que sai". Para momentos de ansiedade na hora da expiração, tente soprar sem força esse ar que sai. A ansiedade pode atrapalhar a expiração, e precisamos dar aquela forcinha. Tente fazer isso de forma consciente e o mais lenta possível. Quanto mais vezes você fizer isso, mais vai perceber os músculos do pescoço se soltando, depois os das costas, e por aí vai. Quando a respiração estiver confortável para você, preste atenção nas partes do corpo que quer relaxar, para que o músculo se solte com o ar que sai. Faça quantas vezes achar necessário. Sem contraindicação e sem moderação.

Às vezes, as soluções mais simples surtem um grande efeito.

VAMOS FALAR DE HIDRATAÇÃO?

Outra coisa que é muito importante e que muita gente simplesmente esquece é de beber água. *Peraí*, vou até pegar minha garrafa de água e já volto.

A água é o principal componente químico do seu corpo e representa cerca de 50% a 70% do seu peso corporal. Você depende da água para sobreviver. Cada célula, tecido e órgão do seu corpo precisa de água para funcionar corretamente. A água ajuda a eliminar resíduos por meio da urina, da transpiração e dos movimentos intestinais. Ela ajuda a manter sua temperatura normal, lubrifica as articulações, protege os tecidos sensíveis. Manter-se hidratado é fundamental. Quando esquecemos de tomar água o suficiente vamos nos desidratando, e um dos sintomas é o cansaço. Pois a desidratação drena a sua energia.

Vou contar a história de Lavínia, uma vizinha que me pediu orientação. Ela fazia atividade física, queria aumentar seu peso, se sentia muito magra e por isso comia muita, mas muita massa e doces. Ela acreditava que, ganhando calorias, aumentaria a massa muscular. Estudamos suas intolerâncias alimentares e mudamos a dieta, explicando a importância dos alimentos corretos. Ela perdeu gordura e começou a ganhar massa, mas tinha uma reclamação: estava com uma constipação absurda e não entendia o porquê. Também estava cansada e irritada — sinais do quadro de desconforto causado pelo intestino preso. Então perguntei a ela:

"Quantos litros de água você bebe?"

Sabe o que ela me respondeu?

"Detesto água! Só gosto se for daquelas com sabor. Não tenho o costume de beber água, não."

Falei para ela passar a consumir dois litros por dia. Essa era a única mudança que proporia em sua dieta. Dois dias depois ela me passou uma mensagem falando que tinha ido ao banheiro superbem. Foi só água! Nem suplemento ou qualquer tipo de laxante ela precisou. É evidente que, para certas pessoas, com problemas intestinais mais sérios, apenas o aumento da ingestão de água pode não resolver, mas no caso dela, a constipação era só resultado de desidratação.

Para a situação da Lavínia, recomendei os dois litros de água por dia. Tem gente que toma seis litros. Mas qual a quantidade que se deve tomar, afinal?

Quantidade diárias de água de acordo com o perfil demográfico:

IDADE	QUANTIDADE
Crianças de 4 a 8 anos	5 copos – 1,2 L
Crianças de 9 a 13 anos	7 a 8 copos – entre 1,6 e 1,9 L
Crianças de 14 a 18 anos	8 a 11 copos – entre 1,8 e 2,6 L
Homens de 19 anos ou mais	13 copos – 3 L
Mulheres de 19 anos ou mais	9 copos – 2,1 L
Mulheres grávidas	10 copos – 2,4 L
Lactantes	13 copos – 3 L

Mas atenção com as garrafas de plástico! O plástico, além de fazer mal para o meio ambiente, também afeta a nossa saúde, pois contém substâncias como bisfenol (BPA), um produto químico sintético que se encontra em muitos produtos de plástico, como garrafas e embalagens de alimentos, além de papel-moeda e recibos.

O BPA pode ser absorvido pelo nosso corpo e interferir, por exemplo, no equilíbrio hormonal. Dê preferência para garrafas de vidro ou aço inox. Sabemos que evitar o plástico completamente é difícil, pois somos cercados por ele, mas procure por alternativas quando possível, pois essa é uma maneira de ajudar os seus genes a se expressarem de maneira favorável.

A saúde e o meio ambiente estão intimamente ligados. Precisamos cuidar da saúde para que possamos proteger o meio ambiente, e precisamos proteger o meio ambiente para manter a saúde. Quanto mais saudável for nosso planeta, melhor será a saúde das pessoas que nele habitam. Há diversas maneiras de colaborar com a saúde e o meio ambiente. Podemos gerar impactos positivos ao reciclar o lixo e economizar energia elétrica, que é produzida por meio de combustíveis fósseis que liberam gases poluentes na atmosfera. Esses gases estão prejudicando a saúde das pessoas e o clima da Terra.

Reduzir o consumo de plástico, como disse, também é uma iniciativa importante, pois é um material que demora centenas de anos para se decompor na natureza, o que significa que ele está poluindo nosso ambiente e prejudicando a saúde das pessoas. Podemos, ainda, utilizar menos produtos químicos prejudiciais à saúde das pessoas e do planeta.

Esses pequenos gestos podem ter um grande impacto no nosso planeta e em nossa saúde. Todas essas formas de proteger nosso planeta são importantes, mas ainda é necessário fazer mais. É claro que devemos dar um passo de cada vez, mas tenha isso em mente, pois, se formos ligar os pontos, tudo e todos somos um.

MOVIMENTE SEU CORPO DELICADAMENTE

Embora a atividade física seja muito importante para a saúde e o bem-estar, não é uma tarefa fácil para pessoas com fibromialgia ou outra condição que gerem um quadro de dor e cansaço, principalmente quando se está em crise. Nos dias em que temos disposição para caminhar e fazer uma musculação, é certo que terminaremos de cama e com dores por uma semana. É ou não é? Às vezes, em um dia nos sentimos bem, mas no dia seguinte temos dores paralisantes. Não falo daquela dor normal no músculo que está se recuperando; é outra coisa. Por isso, desconfio de profissionais que afirmam que atividade física pesada cura, pois não é bem assim para todos os casos.

No Brasil, em que há uma supervalorização da forma física, ser uma pessoa "sarada" dá até certo tipo de status. Sem contar que o padrão de beleza feminina é estimulado pelo patriarcado e é uma forma de controlar as mulheres que não tenham poder. Essa distorção criada na nossa cabeça faz a nudez feminina ter uma relação com o sucesso na nossa cultura. Mulheres que posavam nuas na capa de revistas famosas ganhavam muito dinheiro e realmente conseguiam mudar de vida. Existe uma pressão em buscar um corpo perfeito que não existe. Com as redes sociais, essa cobrança aumentou, não deixando espaço para que as pessoas admirem a mulher como um todo, com todas as suas características e diferenças. Se você tem uma influenciadora fitness que te inspira e que está realmente te ajudando, fazendo você se sentir melhor em todos os aspectos, ótimo, continue assim. Mas se você segue uma pessoa com quem se compara e que te faz se sentir vítima da sua condição de saúde, pare de segui-la, simples assim.

Mexer o corpo é muito importante, mas vá devagar, respeitando as suas limitações. Se você está sentindo cansaço e dor, primeiro descanse e depois faça uma caminhada de cinco minutos. Vai perceber que, com a prática, essa atividade vai ficando mais fácil, e poderá aumentar o tempo e a velocidade. Procure mexer o corpo em uma atividade que considere divertida, pois você vai ajudar também seu corpo emocional, gerenciando o estresse. Vale colocar uma música que você goste e dançar no meio da sala; andar no shopping vendo vitrines ou na natureza (minha maneira preferida), sem aquela cobrança de "preciso ficar sarada!".

Se você tem a intenção de ser a madrinha da bateria, até entendo, mas se não for o caso, concentre-se na saúde; movimentando o corpo, você ativará suas mitocôndrias, que são responsáveis por produzir energia nas nossas células. Com essas danadinhas acordadas, consequentemente você terá mais energia. Se ficar parada, você praticamente estará colocando-as para dormir e, por consequência, ficará com menos energia. Então faça atividade física, sim, mas com carinho. Para pessoas que fazem parte desse quadro de dor e cansaço crônicos, indico o *qigong*.

> **O *qigong* é uma técnica de origem chinesa que tem mais de 4 mil anos. Deu origem ao *tai chi chuan*. Trata-se de uma combinação de posturas, movimentos e respiração, como se fosse uma meditação em movimento. Faz parte de um processo de cura, de tratamento de várias doenças na cultura oriental. Graças à tecnologia, hoje você pode encontrar diversos vídeos disponíveis gratuitamente no YouTube. O meu dia é bem melhor quando pratico vinte minutos de *qigong*. "Qi" é energia vital. Os movimentos são para equilibrar a saúde do corpo físico, mental, emocional e espiritual. Vale a pena conhecer, é muito curativo.**

Essa é apenas uma sugestão, veja o que funciona melhor para você. Pode ser ioga, pilates, pular atrás do trio elétrico, não importa. O que vale é acordar as mitocôndrias. E para quem consegue fazer musculação, tem uma curiosidade maravilhosa: quando você está levantando peso, você não está somente trabalhando os seus músculos para aumentar a massa muscular, mas também está hidratando os ossos, prevenindo osteoporose. O osso hidratado é como se fosse um gravetinho novo, bem verdinho, de uma árvore: é difícil parti-lo ao meio, mas se o graveto estiver seco, fica bem fácil, certo? Assim também são nossos ossos. Pense nisso e procure sempre o acompanhamento de um profissional.

MAS E O DESCANSO?

Tão importante quanto a atividade física é o descanso, mas não podemos confundir com sedentarismo. Tudo se trata da atenção plena. Descansar não é deixar para lá, não é simplesmente não fazer nada, não é simplesmente o oposto de fazer atividade física. Descansar é necessário. Até o nosso celular descansa recarregando a bateria. Nós somos um "aparelho" bem mais complexo e precisamos daquele tempo para recarregar nossas energias.

"Mas, Dani, eu durmo todos os dias." Se você tem um sono reparador, ou seja, acorda no dia seguinte bem, com energia para começar seu dia, de preferência sem dores e, além disso, consegue passar o resto do dia dessa maneira, pronto, você realmente descansou. Já para pessoas que sofrem com a fibromialgia e outros problemas crônicos, na maioria das vezes, esse sono não é reparador. A pessoa pode dormir quinze horas seguidas e, mesmo assim, vai acordar cansada. Para as pessoas que se enquadram nessa segunda categoria, é muito mais difícil de aceitar a hora que o corpo pede para parar. Por vários motivos, seja pela agenda lotada, seja por não quererem "se entregar", por acharem que o mundo vai parar se elas descansarem quarenta minutos no meio da tarde. Uma das principais dificuldades é verbalizar. Dizer "Preciso descansar" mexe emocionalmente com as pessoas. Depois da revolução industrial, o lema é quanto mais uma pessoa produz, mais valor ela tem. Parar? Jamais! Chega a ser engraçado, o ser humano querendo virar máquina ao mesmo tempo que deseja que as máquinas se tornem humanas. Uau! Pausa para reflexão.

Tudo isso para te encorajar a perceber que quando você precisar descansar, descanse! Às vezes uma parada de trinta minutos faz você se recuperar e produzir muito mais depois disso. Até porque, se você ignorar esse pedido do seu corpo, ele vai gritar tanto que vai dar um jeito de te levar para a cama. Então é melhor descansar por livre e espontânea vontade, e não porque você simplesmente caiu de cama doente. Atualmente eu tenho coragem de falar para minha família: "Preciso descansar." Eles entendem o recado e respeitam. Quando é só o corpo que está pedindo, a recuperação é rápida, mas quando o cansaço é mental, eu preciso de outra ferramenta para acelerar sua recuperação. Já a mencionamos aqui, mas agora vamos um pouco mais fundo: é hora da meditação.

CAPÍTULO 7

Os corpos invisíveis

Os corpos invisíveis são tão importantes quanto o físico, pois, para vivermos de maneira saudável, todos precisam estar em equilíbrio. Esse é um trabalho diário. Vamos colocar nesse grupo o corpo emocional, o psicológico e o energético/espiritual, como mencionei no final do capítulo 3.

O corpo energético, ou espiritual, não diz respeito à religião. A religião separa pontos de vista sobre o mesmo tema, enquanto a espiritualidade une, pois esse é o tema de todas as religiões. Para aqueles que não acreditam em Deus, vamos pensar em termos de física quântica. Tudo é energia, e para que a nossa saúde física esteja bem, o nosso corpo energético também precisa estar. A energia é a força motriz por trás de todos os nossos atos. Quando estamos bem, a nossa energia flui livremente. Mas quando estamos doentes, a nossa energia fica bloqueada. O corpo energético é composto por uma série de campos de energia que circundam o nosso corpo físico. Esses campos de energia interagem com os nossos órgãos e células, regulando a nossa saúde. Quando estamos saudáveis, os nossos campos de energia estão em equilíbrio; quando estamos doentes, o nosso equilíbrio pode ser afetado.

O estresse é um dos principais motivadores para o nosso desequilíbrio espiritual, inclusive para quem tem problemas de autoimunidade. Como o estresse afeta a nossa saúde como um todo?

O estresse é uma resposta natural do corpo a situações que exigem esforço, mas, quando ele se torna crônico, pode ter consequências negativas para a saúde. Um dos principais hormônios envolvidos no estresse é o cortisol, que está relacionado a uma série de problemas, como obesidade, diabetes, hipertensão e doenças cardiovasculares. O cortisol afeta negativamente a digestão, pois pode interferir na produção de enzimas digestivas e no funcionamento do estômago.

No mundo atual, é quase impossível evitar o estresse. Seja devido ao ritmo acelerado de trabalho, seja pela pressão por resultados ou pelas inúmeras distrações que nos cercam, ele se tornou um mal constante. Felizmente, há várias ferramentas que podem ajudar a gerenciar o estresse e manter a calma em situações difíceis.

Por isso, é importante estar atento aos sinais de estresse, pois ele é um gatilho poderoso que pode acabar gerando alguma crise. Buscar ferramentas para o seu gerenciamento é como ter sempre ao lado um kit de emergência. E quando falo sobre o gerenciamento do estresse, falo sobre aquele momento que você deve ter todos os dias para si mesma. Vamos chamá-lo de "Meu momento".

É essencial ter um tempo para si, para relaxar e descansar. Procure se desligar da tecnologia e dos problemas do dia a dia, e dedique-se a atividades que te proporcionem prazer. É importante que cada pessoa encontre a estratégia que funciona melhor para si. Além dessa atividade, que é uma escolha individual, vou sugerir algumas ferramentas que devem ser mais acessíveis para quando você quiser empregá-las, ok?

FERRAMENTAS PARA O EQUILÍBRIO

MEDITAÇÃO

Uma ferramenta poderosa é a meditação. Há evidências científicas de que sua prática regular pode proporcionar uma variedade de benefícios para a saúde, incluindo:

- Redução do estresse
- Melhoria da qualidade do sono
- Diminuição da ansiedade
- Alívio da depressão
- Melhoria do foco e da concentração
- Redução dos sintomas de dor
- Diminuição da frequência cardíaca
- Diminuição da pressão arterial
- Maior disposição e felicidade

A meditação é uma prática milenar que ganha cada vez mais adeptos no mundo todo. Sua eficácia é comprovada cientificamente e os benefícios são inúmeros. Quem pratica meditação com regularidade geralmente tem uma melhor qualidade de vida. Há diversos tipos, cada um com suas próprias vantagens, mas todos podem ser úteis, independentemente do nível de experiência do praticante. O importante é escolher um que se adapte às suas necessidades e objetivos pessoais. Vou falar sobre os seis principais tipos de meditação, mas saiba que existem vários outros, ok?

1) Meditação de atenção plena

A meditação de atenção plena, também conhecida como meditação *mindfulness*, é um tipo de meditação que se concentra na consciência do presente. Ela pode ajudar você a se tornar mais consciente de seus pensamentos e sentimentos e a reduzir o estresse e a ansiedade.

Na prática, o *mindfulness* ajuda a focar naquilo que está acontecendo aqui e agora, fazendo você se livrar das preocupações com o futuro ou de evitar ficar remoendo o passado. Meditar nem sempre quer dizer ficar sentadinho de olhos fechados tentando não pensar em nada. É muito difícil conseguir ficar sem pensar. A nossa mente é muito poderosa; se o seu objetivo é conseguir parar a mente, vai acabar desistindo da prática. Algumas pessoas muito especiais conseguem, mas praticam desde a infância e dedicam suas vidas a isso. Portanto, vamos colocar como objetivo, para nós, apenas acalmar a mente. Diminuir pelo menos um pouco o acelerado fluxo de pensamentos já vai produzir um efeito maravilhoso em nossa saúde física, emocional, mental e energética.

Existem diversas maneiras de você praticar o *mindfulness*; para entender melhor, vou citar aqui um exemplo que nem parece meditação: a dança.

Quando você está em uma aula que precisa seguir os passos para montar uma coreografia, se você não estiver 100% presente, prestando atenção no movimento que você precisa aprender, o que vai acontecer? A turma vai para um lado e você, para o outro, certo? Isso quer dizer que você precisa estar no aqui e agora. Quando você está no momento presente, não consegue se preocupar com outras coisas. Isso dá uma sensação de profundo bem-estar. Essa sensação é muito boa, e várias pessoas se sentem tão bem e felizes vivendo o momento presente, que levam isso ao extremo. Sempre ouvi falar que aquelas pessoas que praticam esportes radicais, na verdade, são viciadas em adrenalina (hormônio liberado na corrente sanguínea que atua sobre o sistema cardiovascular para manter o corpo em alerta para situações de fortes emoções). Você já ouviu falar disso? Mas vai muito além disso. Elas precisam realizar coisas que realmente fazem com que fiquem 100% focadas no momento presente. Concorda que durante algum esporte radical se você pensar na conta que tem para pagar, pode ter consequências terríveis? Naquele momento não há espaço para nenhum tipo de preocupação. Quer coisa melhor? Com a movimentação do corpo aliado à atenção plena então! É pura liberação de endorfinas (peptídeos produzidos pelo nosso corpo e que agem como neurotransmissores) que agem no nosso cérebro e no nosso sistema nervoso central, promovendo sensações de relaxamento, bem-estar e felicidade. Mas você não precisa começar a praticar esportes radicais para isso. Basta prestar atenção no que está fazendo no momento presente. Até sentar e prestar atenção no ar que entra e no ar que sai.

2) Meditação transcendental

Esta é uma meditação na qual você foca na sua respiração e no seu mantra que você recebe por um profissional da meditação transcendental e que depois você fica repetindo na sua mente. Vinte minutos pela manhã e vinte minutos na parte da tarde. A meditação transcendental foi fundada pelo Maharishi Mahesh Yogi no final da década de 1950 e ganhou popularidade nos anos 1960, quando os Beatles começaram a praticá-la. Desde então, diversas pesquisas científicas têm comprovado seus benefícios para a saúde. Além disso, a meditação transcendental pode ajudar a reduzir a ansiedade, o estresse e a depressão, além de melhorar a memória e a concentração. Entretanto, é importante notar que cada pessoa pode ter resultados diferentes ao praticar a meditação transcendental.

3) Ioga

A ioga é um tipo de meditação que envolve o uso de posturas para ajudar você a se concentrar e permanecer no presente. A meditação de ioga pode ajudar você a melhorar a flexibilidade, força e equilíbrio, além de reduzir o estresse e a ansiedade.

4) Meditação guiada

Essa é uma das meditações mais populares, especialmente entre os iniciantes. Uma meditação guiada normalmente envolve o uso de um áudio ou vídeo para ajudar você a se concentrar e permanecer no presente. Existem vários aplicativos de meditação, além de muito material no YouTube, como o canal do Ian Mecler e o aplicativo Insight Timer.

5) Meditação em movimento

Muita gente simplesmente não consegue ficar nem dez minutos parada meditando. Existem vários tipos de meditação em movimento que você pode fazer: *qigong, tai chi chuan* ou até mesmo escolhendo um mantra positivo durante uma caminhada leve.

6) Meditação espiritualizada

A meditação é citada na Bíblia inúmeras vezes e sempre de forma positiva. O próprio Jesus foi um grande exemplo de um homem que meditava e incentivou seus seguidores a fazerem o mesmo. Mas muitas pessoas acreditam que a prática da meditação está ligada a algum tipo de religião, ou até mesmo que a meditação faz a pessoa se afastar da religião de sua escolha. Já escutei de algumas clientes que elas não gostavam muito da palavra "meditação" por esse motivo.

Para essas pessoas, eu aconselho a leitura de salmos como uma maneira de praticar a meditação dentro das suas crenças. São sete salmos considerados muito curativos:

Salmos 121, 112, 92, 91, 27, 24 e 23.

SALMO 23

¹ O Senhor é meu pastor, e nada me faltará.

² Ele me faz repousar em verdes pastos e me leva para junto de riachos tranquilos.

³ Renova minhas forças e me guia pelos caminhos da justiça; assim, ele honra o seu nome.

⁴ Mesmo quando eu andar pelo escuro vale da morte, não terei medo, pois tu estás ao meu lado. Tua vara e teu cajado me protegem.

⁵ Preparas um banquete para mim na presença de meus inimigos. Unges minha cabeça com óleo; meu cálice transborda.

⁶ Certamente a bondade e o amor me seguirão todos os dias de minha vida, e viverei na casa do Senhor para sempre.

SALMO 24

1 A terra e tudo que nela há são do Senhor; o mundo e todos os seus habitantes lhe pertencem.

² Pois sobre os mares ele edificou os alicerces da terra e sobre as profundezas do oceano a estabeleceu.

³ Quem pode subir o monte do Senhor? Quem pode permanecer em seu santo lugar?

⁴ Somente os que têm as mãos puras e o coração limpo, que não se entregam aos ídolos
e não juram em falso.

⁵ Eles receberão a bênção do Senhor e a justiça do Deus de sua salvação.

⁶ São esses os que te buscam e adoram em tua presença, ó Deus de Jacó.

Interlúdio

⁷ Abram-se, portões da cidade! Abram-se, antigos portais, para que entre o Rei da glória.

⁸ Quem é o Rei da glória? O Senhor, forte e poderoso. O Senhor, invencível nas batalhas.

⁹ Abram-se, portões da cidade! Abram-se, antigos portais, para que entre o Rei da glória.

¹⁰ Quem é o Rei da glória? O Senhor dos Exércitos; ele é o Rei da glória.

SALMO 27

¹ O Senhor é minha luz e minha salvação; então, por que ter medo? O Senhor é a fortaleza de minha vida; então, por que estremecer?

² Quando os maus vierem para me destruir, quando meus inimigos e adversários me atacarem, eles tropeçarão e cairão.

³ Ainda que um exército me cerque, meu coração não temerá. Ainda que invistam contra mim, permanecerei confiante.

⁴ A única coisa que peço ao Senhor, o meu maior desejo, é morar na casa do Senhor todos os dias de minha vida, para contemplar a beleza do Senhor e meditar em seu templo.

⁵ Pois ali me abrigará em tempos de aflição e em seu santuário me esconderá; em segurança, numa rocha alta, me colocará.

⁶ Então manterei a cabeça erguida, acima dos inimigos que me cercam. Em seu santuário, oferecerei sacrifícios com gritos de alegria; cantarei e louvarei o Senhor com música.

⁷ Ouve minha oração, ó Senhor; tem compaixão e responde-me!

⁸ Meu coração ouviu tua voz dizer: "Venha e entre na minha presença", e meu coração respondeu: "Senhor, eu irei!".

⁹ Não voltes as costas para mim; em tua ira, não rejeites teu servo. Sempre foste meu auxílio; não me deixes agora, não me abandones, ó Deus de minha salvação!

¹⁰ Mesmo que meu pai e minha mãe me abandonem, o Senhor me acolherá.

¹¹ Ensina-me a viver, Senhor; guia-me pelo caminho certo, pois meus inimigos estão à minha espera.

¹² Não permitas que eu caia nas mãos deles, pois me acusam de coisas que nunca fiz e me ameaçam, respirando violência.

¹³ Ainda assim, confio que verei a bondade do Senhor enquanto estiver aqui, na terra dos vivos.

¹⁴ Espere pelo Senhor e seja valente e corajoso; sim, espere pelo Senhor.

SALMO 91

¹ Aquele que habita no abrigo do Altíssimo encontrará descanso à sombra do Todo-poderoso.

² Isto eu declaro a respeito do Senhor: ele é meu refúgio, meu lugar seguro, ele é meu Deus e nele confio.

³ Pois ele o livrará das armadilhas da vida e o protegerá de doenças mortais.

⁴ Ele o cobrirá com as suas penas e o abrigará sob as suas asas; a sua fidelidade é armadura e proteção.

⁵ Não tenha medo dos terrores da noite, nem da flecha que voa durante o dia.

⁶ Não tema a praga que se aproxima na escuridão, nem a calamidade que devasta ao meio-dia.

⁷ Ainda que mil caiam ao seu lado e dez mil morram ao seu redor, você não será atingido.

⁸ Basta abrir os olhos, e verá como são castigados os perversos.

⁹ Se você se refugiar no Senhor, se fizer do Altíssimo seu abrigo,

¹⁰ nenhum mal o atingirá, nenhuma praga se aproximará de sua casa.

¹¹ Pois ele ordenará a seus anjos que o protejam aonde quer que você vá.

¹² Eles o sustentarão com as mãos, para que não machuque o pé em alguma pedra.

¹³ Você pisará leões e cobras, esmagará leões ferozes e serpentes debaixo dos pés.

¹⁴ O Senhor diz: "Livrarei aquele que me ama, protegerei o que confia em meu nome.

¹⁵ Quando clamar por mim, eu responderei e estarei com ele em meio às dificuldades; eu o resgatarei e lhe darei honra.

¹⁶ Com vida longa o recompensarei e lhe darei minha salvação".

SALMO 92

¹ É bom dar graças ao Senhor e cantar louvores ao Altíssimo.

² É bom proclamar de manhã o teu amor e, de noite, a tua fidelidade,

³ ao som de um instrumento de dez cordas, da harpa e da melodia da lira.

⁴ Tu me alegras, Senhor, com tudo que tens feito; canto de alegria por causa de tuas obras.

⁵ Quão grandes, Senhor, são os teus feitos e profundos os teus pensamentos!

⁶ Só o ignorante não sabe, só o tolo não entende:

⁷ embora os perversos brotem como a grama e floresçam os que praticam o mal, eles serão destruídos para sempre.

⁸ Mas tu, Senhor, serás eternamente exaltado!

⁹ Teus inimigos, Senhor, perecerão; todos que praticam o mal serão dispersados.

¹⁰ Tu, porém, me tornaste forte como o boi selvagem e me ungiste com óleo da melhor qualidade.

¹¹ Meus olhos viram a queda de meus inimigos, meus ouvidos ouviram a derrota de meus perversos adversários.

¹² Os justos, porém, florescerão como palmeiras e crescerão como os cedros do Líbano.

¹³ Pois estão plantados na casa do Senhor; florescerão nos pátios de nosso Deus.

¹⁴ Mesmo na velhice produzirão frutos; continuarão verdejantes e cheios de vida.

¹⁵ Anunciarão: "O Senhor é justo! Ele é minha rocha; nele não há injustiça".

SALMO 112

¹ Louvado seja o Senhor! Como é feliz aquele que teme o Senhor e tem prazer em obedecer a seus mandamentos!

² Seus filhos serão bem-sucedidos em toda a terra; uma geração inteira de justos será abençoada.

³ Em sua casa, haverá riqueza e prosperidade, e suas boas ações permanecerão para sempre.

⁴ A luz brilha na escuridão para o justo; ele é compassivo, misericordioso e íntegro.

⁵ Feliz é o que empresta com generosidade e conduz seus negócios honestamente.

⁶ Ele não será abalado; sua lembrança durará por muito tempo.

⁷ Não teme más notícias; confia plenamente no cuidado do Senhor.

⁸ É confiante e destemido; olha com triunfo para seus inimigos.

⁹ Compartilha generosamente com os pobres, e seus atos de justiça serão lembrados para sempre; ele terá influência e honra.

¹⁰ O perverso verá isso e ficará furioso, rangerá os dentes de raiva e desaparecerá; seus desejos serão frustrados.

SALMO 121

¹ Olho para os montes e pergunto: "De onde me virá socorro?".

² Meu socorro vem do Senhor, que fez os céus e a terra!

³ Ele não deixará que você tropece; aquele que o protege não cochilará.

⁴ Aquele que guarda Israel não cochila nem dorme.

⁵ O Senhor é seu protetor! O Senhor está ao seu lado, como sombra que o abriga.

⁶ O sol não lhe fará mal de dia, nem a lua, de noite.

⁷ O Senhor o guarda de todo mal e protege sua vida.

⁸ O Senhor o guarda em tudo que você faz, agora e para sempre.

Aprendi sobre esses sete salmos curativos com o Ian Mecler, que é mestre de meditação e espiritualidade há duas décadas. Ecumênico e aberto a todos, independentemente de religião ou crença. Autor de oito livros sobre espiritualidade, fundador do Portal da Cabala, faz um trabalho lindo de filantropia com o Instituto Luz do Compartilhar.

E se você não tem uma ligação com o cristianismo, não tem problema. Você pode buscar dentro da sua religião pensamentos positivos que cumpram esse propósito. E se não tiver religião nenhuma, pode pensar em termos de física quântica para entrar no estado meditativo, utilizando, por exemplo, uma música, uma meditação guiada ou (aqui vai uma dica boa) a oração *ho'oponopono*, que é uma antiga prática havaiana e uma ferramenta poderosa para auxiliar no processo de cura. Ela nos permite assumir a responsabilidade por nossas vidas e escolher o que queremos criar. Ao repetir a oração, estamos enviando uma mensagem de amor e perdão para nós, o que nos ajuda a liberar os padrões negativos que nos impedem de prosperar. A oração também nos conecta com a inteligência infinita do universo, que sempre está disposta a nos guiar e apoiar. Essa oração é uma forma de manifestar o nosso desejo de cura e de viver uma vida plena e abundante.

A oração original do *ho'oponopono* é simples, mas poderosa:

"Eu sinto muito. Perdoe-me. Eu te amo. Sou grato".

Essas quatro frases podem parecer inofensivas, mas elas são carregadas de um significado profundo. A primeira frase, "Eu sinto muito", reconhece que você é responsável por suas ações e energias negativas. A segunda frase, "Perdoe-me", pede perdão às pessoas afetadas pelas suas ações negativas. A terceira frase, "Eu te amo", é um reconhecimento do amor incondicional que existe dentro de você. A quarta e última frase, "Obrigado", é uma gratidão pelo perdão e pela libertação das energias negativas.

A oração do *ho'oponopono* pode ser usada para qualquer situação na sua vida, seja para curar relacionamentos, libertar energias negativas do passado ou simplesmente para manter a mente e o coração positivos. Eu escuto no aplicativo de meditação essa versão e quero compartilhar com você:

ORAÇÃO ORIGINAL DO HO'OPONOPONO COMPLETA

Divino Criador, Pai, Mãe, Filho, todos em Um. Se eu, minha família, meus parentes e antepassados ofendemos sua família, parentes e antepassados em pensamentos, fatos ou ações, desde o início de nossa criação até o presente, nós pedimos o seu perdão. Deixe que isso se limpe, purifique, libere e corte todas as memórias, bloqueios, energias e vibrações negativas. Transmute essas energias indesejáveis em pura luz, e assim seja.

Para limpar o meu subconsciente de toda carga emocional armazenada nele, digo uma e outra vez, durante o meu dia, as palavras-chave do *ho'oponopono*: eu sinto muito, me perdoe, eu te amo, sou grato. Declaro-me em paz com todas as pessoas da Terra e com quem tenho dívidas pendentes. Por esse instante e em seu tempo, por tudo o que não me agrada em minha vida presente: eu sinto muito, me perdoe, eu te amo, sou grato. Eu libero todos aqueles de quem eu acredito estar recebendo danos e maus tratos, porque simplesmente me devolvem o que fiz a eles antes, em alguma vida passada: eu sinto muito, me perdoe, eu te amo, sou grato.

Ainda que me seja difícil perdoar alguém, sou eu que pede perdão a esse alguém agora. Por esse instante, em todo o tempo, por tudo o que não me agrada em minha vida presente: eu sinto muito, me perdoe, eu te amo, sou grato. Por esse espaço sagrado que habito dia a dia e com o qual não me sinto confortável: eu sinto muito, me perdoe, eu te amo, sou grato. Pelas difíceis relações das quais só guardo lembranças ruins: eu sinto muito, me perdoe, eu te amo, sou grato.

Por tudo o que não me agrada na minha vida presente, na minha vida passada, no meu trabalho e o que está ao meu redor, Divindade, limpa em mim o que está contribuindo para minha escassez: eu sinto muito, me perdoe, eu te amo, sou grato.

Se meu corpo físico experimenta ansiedade, preocupação, culpa, medo, tristeza, dor, pronuncio e penso: "Minhas memórias, eu te amo. Estou agradecido pela oportunidade de libertar vocês e a mim". Eu sinto muito, me perdoe, eu te amo, sou grato. Neste momento, afirmo que te amo. Penso na minha saúde emocional e na de todos os meus seres amados. Te amo. Para minhas necessidades e para aprender a esperar sem ansiedade, sem medo, reconheço as minhas memórias aqui neste momento: eu sinto muito, me perdoe, eu te amo, sou grato. Amada Mãe Terra, que é quem eu sou: se eu, a minha família, os meus parentes e antepassados te maltratamos com pensamentos, palavras, fatos e ações, desde o início da nossa criação até o presente, eu peço o teu perdão. Deixa que isso se limpe e purifique, libere e corte todas as memórias, bloqueios, energias e vibrações negativas. Transmute essas energias indesejáveis em pura luz, e assim seja.

Para concluir, digo que esta oração é minha porta, minha contribuição à tua saúde emocional, que é a mesma que a minha. Então esteja bem e, na medida em que vai se curando, eu te digo que: eu sinto muito pelas memórias de dor que compartilho com você. Te peço perdão por unir meu caminho ao seu para a cura, te agradeço por estar aqui em mim. Eu te amo por ser quem você é.

Cada tipo de meditação apresenta seus próprios benefícios, por isso é importante experimentar vários deles e encontrar o que faz mais sentido para você.

ÓLEOS ESSENCIAIS

Outra ferramenta para o gerenciamento do estresse é o uso de óleos essenciais. O óleo de lavanda, uma das opções mais populares, tem um aroma calmante e relaxante que pode ajudar a aliviar o estresse e a ansiedade. Além disso, também pode ser usado para tratar dores de cabeça, insônia e outros problemas relacionados ao estresse. Devo confessar que é o meu favorito, e uso quase todos os dias.

Óleos essenciais para fibromialgia e fadiga crônica são uma ótima opção de tratamento natural. Eles podem ajudar a aliviar a dor, reduzir a inflamação e melhorar o humor. Óleos como os de lavanda, limão e menta são ótimos para o alívio da dor. Os óleos de camomila e gerânio podem ajudar a reduzir a inflamação. E os óleos de laranja, baunilha e sândalo podem melhorar o humor.

Os óleos essenciais são ótimos para a aromaterapia e podem ser usados de diversas maneiras, por exemplo, aplicando-os em difusores para espalhar o aroma pelo ambiente.

Eles são úteis para a saúde e o bem-estar, mas é importante usá-los da maneira correta. Para garantir que você esteja empregando os óleos de forma segura, siga as dicas a seguir:

- Consulte um profissional de saúde antes de usar óleos essenciais, especialmente se você estiver grávida ou amamentando, se tiver problemas de saúde ou se estiver tomando medicamentos.
- Nunca use óleos essenciais diretamente na pele se você tiver alguma reação alérgica. Sempre os misture primeiro com um óleo portador, como o óleo de amêndoa doce.
- Aplique óleos essenciais apenas nas áreas do corpo onde a pele é saudável e sem lesões.
- Mantenha óleos essenciais fora do alcance de crianças e animais de estimação.
- Nunca consuma óleos essenciais por via oral.

A maneira como mais utilizo meus óleos essenciais favoritos é a seguinte: coloco duas gotas de óleo essencial de lavanda na palma da minha mão, (como não tenho reação alérgica, não preciso misturar antes com um óleo portador). Esfrego as mãos e faço um formato de copinho. Coloco as mãos na direção do meu nariz e me concentro no ar que entra e no ar que sai. Isso me ajuda muito a relaxar. É importante ressaltar que as palmas das mãos e, principalmente, as solas dos pés são locais de maior absorção de óleos essenciais. Por isso, só aplique diretamente na região se você não tiver nenhuma reação alérgica. Além disso, procure óleos essenciais puríssimos e de boa qualidade.

Outro óleo que eu amo é o de menta. Coloco algumas gotinhas nas têmporas e é um alívio quando estou com dor de cabeça. (Veja se não causa nenhuma reação alérgica antes, ok?)

Óleos essenciais podem ser encontrados em lojas de produtos naturais ou on-line. Antes de usar, é importante consultar um profissional de saúde para garantir que os óleos sejam seguros para você.

O CORPO EMOCIONAL E O PODER DO CORAÇÃO

Nosso coração está constantemente enviando mensagens para o cérebro, e a ciência tem percebido que essas mensagens podem ter um impacto significativo em nosso humor e bem-estar.

Pesquisadores do HeartMath Institute, uma organização sem fins lucrativos dedicada à pesquisa sobre o poder do coração, apontam que diferentes padrões de atividade cardíaca, devido aos diferentes estados emocionais, têm efeitos distintos na função cognitiva e emocional. Durante o estresse, ou qualquer outra emoção negativa, o coração fica com um ritmo cardíaco "desordenado" e os sinais neurais, que viajam do coração para o cérebro, limitam nossa capacidade de pensar com clareza e de aprender, prejudicam a memória e atrapalham na tomada decisões. Quando estamos em um estado emocional positivo, existe um padrão ordenado no ritmo cardíaco, isso não só afeta positivamente as funções do nosso corpo, mas também a maneira como percebemos o mundo, pensamos, sentimos e atuamos.

Isso significa que, se praticarmos amor e gratidão em vez de dar espaço para o estresse, podemos afetar positivamente o nosso humor e bem-estar. O amor é uma força poderosa, e a ciência apenas tem começado a compreender o seu impacto na saúde do coração e do cérebro. Mas uma coisa é certa: o amor é um verdadeiro segredo para a nossa saúde.

Quando amamos e somos amados, nosso sistema nervoso fica mais calmo. Essas respostas fisiológicas são benéficas para o cérebro, que pode funcionar melhor quando está em um estado de calma e clareza.

Para amar o outro, é preciso se amar primeiro, e o amor-próprio também é um ingrediente-chave para a saúde do coração. Parece fácil, mas acredite: para muita gente é bem difícil se amar. Quando eu me cobro muito, me transformo em minha pior inimiga. Surge aquela voz interior, falando coisas negativas sobre a gente mesma. E, por mais que você queira calar esse pensamento, não tem jeito. Então, o que fazer? Aceitar, escutar e falar para si mesma: "Ok, está precisando de atenção? Estou vendo o que você está fazendo. Eu sou o que sou". Pronto, meu ego fica tão sem graça que acaba calando a matraca.

Aqui vão algumas dicas simples e práticas, que podem parecer óbvias, mas não são fáceis de cumprir. Quando você interiorizar de verdade essas dicas, a busca pelo amor-próprio vai ficar bem mais fácil.

1) Não se compare com os outros

Principalmente nos dias de hoje, em que as redes sociais estão cada vez mais poderosas, comparar a nossa vida à das pessoas na internet é um jogo que não vale a pena. Primeiro porque você está vendo apenas o resultado e não todo o trabalho que tem por trás para a pessoa se mostrar daquele jeito. Segundo porque a maioria dos conteúdos nas redes sociais é falso. Isso mesmo. Assim como os programas de TV são fabricados, o conteúdo nas redes é, em geral, pensado e gerenciado para mostrar apenas a parte boa, para parecer a melhor vida, então nós achamos que ninguém está sofrendo, só a gente.

Em vez de perder tempo se comparando com os outros, compare-se consigo. Eu sempre penso: "Hoje estou um pouquinho melhor do que ontem? Sou uma pessoa melhor hoje do que era no passado?". Trabalho sempre para melhorar e nunca me comparo com os outros. Inspire-se, não se compare, ok? Seja gentil com você.

2) Não se preocupe com a opinião dos outros

Isso dá uma liberdade! Quem consegue agradar todo mundo? Nem eu, nem você, nem ninguém. Escolha poucas pessoas, as mais confiáveis, as que você sabe que te amam, para pedir conselho quando necessário.

3) Permita-se cometer erros

Quem nunca cometeu um erro? Está certo, quando a gente lembra dos erros que cometemos, dá aquela "vergonhazinha" misturada com arrependimento, parece que a gente chupou um limão, certo? Eu já cometi vários. Mas uma coisa posso afirmar: aprendi muito com todos eles. Até porque, se eu não aprender nada, o que vai acontecer? Vou cometer o mesmo erro novamente. Então chupa esse limão e siga em frente!

4) Seus valores não estão na sua aparência física

Quais são os seus valores? Já parou para pensar nisso? Os seus e não aqueles que a sociedade nos ensinou. Ame-se do jeito que você é, não tente se enquadrar no padrão de beleza criado por uma sociedade que valoriza apenas a juventude. Seja livre, tenha amor por si mesma, pois tudo passa, inclusive, a juventude.

5) Evite negatividade

Isso inclui pessoas tóxicas, noticiários, mensagens compartilhadas. Perceba como você se sente depois que lê uma notícia ruim, repare na sensação em seu corpo. O mesmo vale para pessoas. Está certo, em um ambiente de trabalho muitas vezes somos obrigados a "conviver" com pessoas tóxicas, mas você não precisa ir além disso. Converse profissionalmente e pronto. Não se sinta na obrigação de agradar. Corte da sua vida quem te faz mal. Eu normalmente faço uma oração para a pessoa ser feliz, mas longe de mim. Tudo faz parte das nossas escolhas, e você atrai para a sua vida aquilo em que você coloca mais atenção. Escolha a luz!

6) Perceba a beleza na simplicidade

Valorizar as experiências em vez das coisas materiais faz a gente viver no momento presente. Quando isso acontece, a gente se sente agradecido por cada flor que enxergamos no caminho. Isso nos ajuda a perceber o quanto somos abençoadas por ter a oportunidade de viver determinados momentos. Isso traz paz para o coração e faz com que nos sintamos bem dentro de nós.

PRANATERAPIA

Um dos primeiros tratamentos que realmente funcionaram para mim quando ainda nem tinha sido diagnosticada com fibromialgia foi a cura prânica, ou pranaterapia.

A cura prânica é um método de cura energética que foi desenvolvido pelo mestre Choa Kok Sui. Ele acreditava que a cura poderia ser alcançada com a manipulação do campo energético do corpo. A cura prânica é baseada na ideia de que todos os seres vivos são compostos de energia e que a saúde depende do equilíbrio dessa energia.

O campo energético do corpo é chamado de "aura" e a cura prânica visa cuidar do corpo, não apenas os sintomas. O objetivo da cura prânica é trabalhar com a energia para restaurar o equilíbrio e a harmonia. Pode ser usada no tratamento de qualquer problema de saúde, incluindo doenças físicas, emocionais e psicológicas.

A cura prânica é geralmente realizada através da imposição das mãos, mas também pode ser feita a distância. O curador usa suas mãos para direcionar energia para o corpo do paciente; pode usar a energia para curar qualquer área do corpo que esteja desequilibrada ou doente. Embora ajude muito, esse é um tipo de tratamento que precisa ser feito sempre — o que para muitos, infelizmente, nem sempre é possível.

OSTEOPATIA

Outro tratamento que me ajudava muito no Brasil e que faço toda vez que volto é a osteopatia, uma terapia manual que foi desenvolvida nos Estados Unidos pelo médico-cirurgião Andrew Taylor Still. Ele criou a osteopatia com o objetivo de tratar as pessoas sem o uso de medicamentos ou cirurgia. É baseada na ideia de que o corpo pode se curar sozinho, se houver um equilíbrio entre os sistemas musculares e esqueléticos.

A osteopatia é uma abordagem terapêutica que visa tratar a causa dos problemas de saúde, em vez de apenas os sintomas. Ela se baseia na premissa de que a estrutura do corpo influencia sua função; portanto, a osteopatia visa alinhar o corpo de forma a melhorar sua funcionalidade. Pode ser útil para aliviar a dor nas articulações, músculos e tecidos moles, bem como para melhorar a mobilidade. Na minha experiência pessoal, esse é um tratamento que me tira do quadro de dor. Procure um excelente profissional, sempre.

QUIROPRAXIA

Taí um tratamento que eu tinha pavor e passei a adorar. Já conhecia no Brasil, mas passou a fazer parte da minha rotina aqui nos Estados Unidos.

A quiropraxia é uma palavra que vem do grego e significa "trabalho manual". Quiropraxia é uma forma de terapia manual que envolve o uso de manipulações vertebrais e outras técnicas para tratar diversas condições médicas. A terapia foi usada por muitos séculos para ajudar a aliviar a dor e outros sintomas de doenças autoimunes.

A origem da quiropraxia está no tratamento das articulações, mas os benefícios para a saúde são muito mais amplos. Pode ser usada para tratar diversas condições, incluindo dor nas articulações, nas costas, nas pernas, nos pés, nas mãos e nos braços, cefaleia e enxaqueca. É uma terapia natural que pode ser muito eficaz para tratar a fibromialgia.

A quiropraxia geralmente é considerada um tratamento seguro, embora possa haver riscos associados à manipulação da coluna vertebral. Quiropraxistas devem seguir protocolos estritos para evitar ferimentos nas pessoas que tratam. Se você estiver considerando a quiropraxia, é importante consultar um médico para discutir se este é o tratamento ideal para você.

ACUPUNTURA

Devo confessar que sempre tive pavor de agulha e por muito tempo evitei a acupuntura, mas, desde que tomei coragem para experimentar, o meu corpo respondeu muito bem.

A acupuntura é uma técnica milenar que tem origem na China. Os seus benefícios são extensos, abrangendo a saúde física, emocional e energética. Para doenças autoimunes, é uma ótima opção de tratamento, pois atua diretamente nas causas do problema, ajudando o organismo a se equilibrar e a curar. Além disso, essa técnica também é muito eficaz para aliviar dores, reduzir o estresse e a ansiedade, melhorar a digestão e o sono, entre outros benefícios.

Se você está procurando um tratamento natural e eficaz para doenças autoimunes ou para qualquer outro problema de saúde, a acupuntura é uma ótima opção. Procure um acupunturista credenciado e experimente os seus benefícios. Mas sempre respeite o seu corpo e perceba como você responde ao tratamento. Nem sempre o que funciona para um funciona para o outro, lembra?

CHÁS

O chá é um dos principais ingredientes da culinária chinesa e japonesa e é muito popular em todo o mundo. Há diversos tipos de chás, e há pessoas que passam uma vida estudando o assunto. Um dos meus segredos para me sentir bem é tirar aquele tempinho para mim enquanto tomo o meu chá. Presto atenção no aroma e no sabor. Desenvolvi esse costume porque percebi o quanto me faz bem.

Por isso o chá é uma ótima bebida para ajudar na digestão e acalmar o corpo. Você pode consumi-lo no lugar do café pela manhã e até após as refeições. Pode ser tomado quentinho (melhor opção para auxiliar no processo digestório), ou mesmo gelado no verão. Aqui estão alguns dos chás que eu mais recomendo no cuidado com diferentes elementos de nosso corpo:

- **Camomila:** pode ajudar a aliviar a ansiedade e acalmar o estômago. A camomila é uma planta conhecida por suas propriedades calmantes e antifúngicas.
- **Erva-cidreira:** pode ajudar a aliviar a indigestão e os gases. A erva-cidreira é uma planta comum que pode ser encontrada em muitos chás digestivos.
- **Hortelã:** pode ser uma ótima escolha para quem sofre de problemas respiratórios ou digestivos. Além disso, o chá de hortelã também ajuda a aliviar a dor de garganta e reduzir a inflamação de maneira geral.
- **Gengibre:** pode ajudar a aliviar a náusea e aumentar a digestão, pois aumenta a motilidade intestinal. O gengibre é uma raiz comum e é excelente para o trato digestivo.

- **Menta:** ajuda a tratar vários problemas de saúde, especialmente aqueles relacionados à digestão. O chá de menta pode ajudar a aliviar a dor e o desconforto das cólicas intestinais, por exemplo. Além disso, pode ser útil para aqueles que sofrem de diarreia ou constipação. O chá de menta também ajuda a aliviar a náusea, a flatulência e os gases intestinais.

Beber chá regularmente pode contribuir para a melhora da digestão e reduzir o risco de problemas digestivos. A escolha por ingredientes naturais e orgânicos para o preparo do seu chá é a melhor opção para uma experiência agradável e calmante com a bebida.

CONCLUSÃO

Quebra-cabeça da fibromialgia

Como já afirmamos no decorrer do livro, apesar dos avanços promovidos pela ciência, a fibromialgia e doenças autoimunes continuam sendo um mistério, e a busca por tratamentos é um verdadeiro quebra-cabeça para a medicina. Infelizmente, as doenças crônicas já se tornaram um problema de saúde mundial. Mas por que elas estão tão presentes em nossas vidas? Algumas hipóteses que trago comigo: o tipo de alimentação e o estilo de vida apartado da natureza.

Essas doenças podem ser desencadeadas por diversos fatores, como predisposição genética, mas a epigenética diz que elas dependem de alterações no sistema imunológico, fatores ambientais, hormonais etc. Por isso, escolher viver uma vida onde os seus genes se expressam da melhor maneira possível é o mais aconselhável, e isso vai depender dos alimentos que você escolhe, do gerenciamento do estresse, do estilo de vida — porque tudo, mas tudo mesmo, influencia sua expressão genética. Tanto para o bem quanto para o mal.

Ter uma vida saudável em todos os níveis é essencial para que sua genética se expresse em sua plenitude. Escolher se alimentar bem, respeitar a natureza e meditar — reitero — não é papo de bicho-grilo, e sim uma questão de sobrevivência. Nossos pensamentos podem criar o céu ou o inferno para nós mesmos e o todo a nossa volta, pois a lei da ação e reação também funciona com a gente. Precisamos entrar em contato com a natureza e ter respeito por ela, pois dependemos dela muito mais do que ela depende de nós.

Fazer o bem para os outros é a maneira mais inteligente de se manter o equilíbrio dentro e fora da gente, pois está tudo conectado. Essa é a principal lição que quero passar para você: absolutamente tudo está conectado, e por isso sou agradecida à fibromialgia, pois consegui enxergar melhor as leis do universo. O universo como um todo e um universo interno. O estilo de vida que a nossa sociedade escolheu, ou seja, longe da natureza, faz com que essa desconexão "bagunce" os nossos genes, com que a nossa expressão genética não trabalhe a nosso favor. Nossa saúde física, mental e emocional está conectada à saúde física, mental e emocional do outro e do mundo inteiro.

Acredito do fundo do coração que as doenças do espectro autoimune vieram para nos ensinar muita coisa. A nossa relação com a natureza, conosco e com o próximo. Hoje considero a fibromialgia uma grande professora (está certo, uma professora bem rígida), mas que me ensina diariamente muita coisa, principalmente o amor ao próximo e a mim mesma.

PALAVRAS-CHAVE PARA CONTINUAR PESQUISANDO E DESCOBRINDO SOBRE O ASSUNTO

- Intestino como o segundo cérebro
- *Leaky gut* (intestino que vaza)
- *Candida albicans*

- SIBO (Supercrescimento Bacteriano do Intestino Delgado)
- Epstein-Barr
- Metais pesados
- Intolerâncias alimentares
- Estresse
- Hipersensibilidade/pessoa altamente sensível (*highly sensitive person*)
- Medo
- Genética
- Epigenética

Agradecimentos

Gratidão é um sentimento maravilhoso e curativo, e ainda bem que é com o coração cheinho dela que quero dizer meu obrigada a essas pessoas que participaram desse processo para escrever meu livro. Marcus Montenegro, meu amigo, agente, mentor, que acreditou nesse projeto e escolheu a melhor pessoa para transformá-lo em realidade: Renata Sturm. Ela e sua Maquinaria Editorial, que me receberam com tanto carinho, chegaram como uma bênção na minha vida. E quando já estava bom, ela me trouxe as queridas e competentes Gabriela Castro e a Vanessa Nagayoshi, tornando o processo de escrita, que normalmente é intenso, numa jornada leve. Doutor Fernando Neubarth, que me deu o sinal verde e a motivação para mergulhar nesse livro. Minha amiga/irmã Mina Nercessian, que me apoiou durante todo o processo. E a minha base, que me apoia com a mais pura energia de amor: minha mãe, Telma Valente; meu parceiro de vida, Christiano Cochrane; minha filha, Valentina, que é o meu coração em forma de gente. E, acima de tudo, a Força Criadora do Universo, também conhecida como Deus.

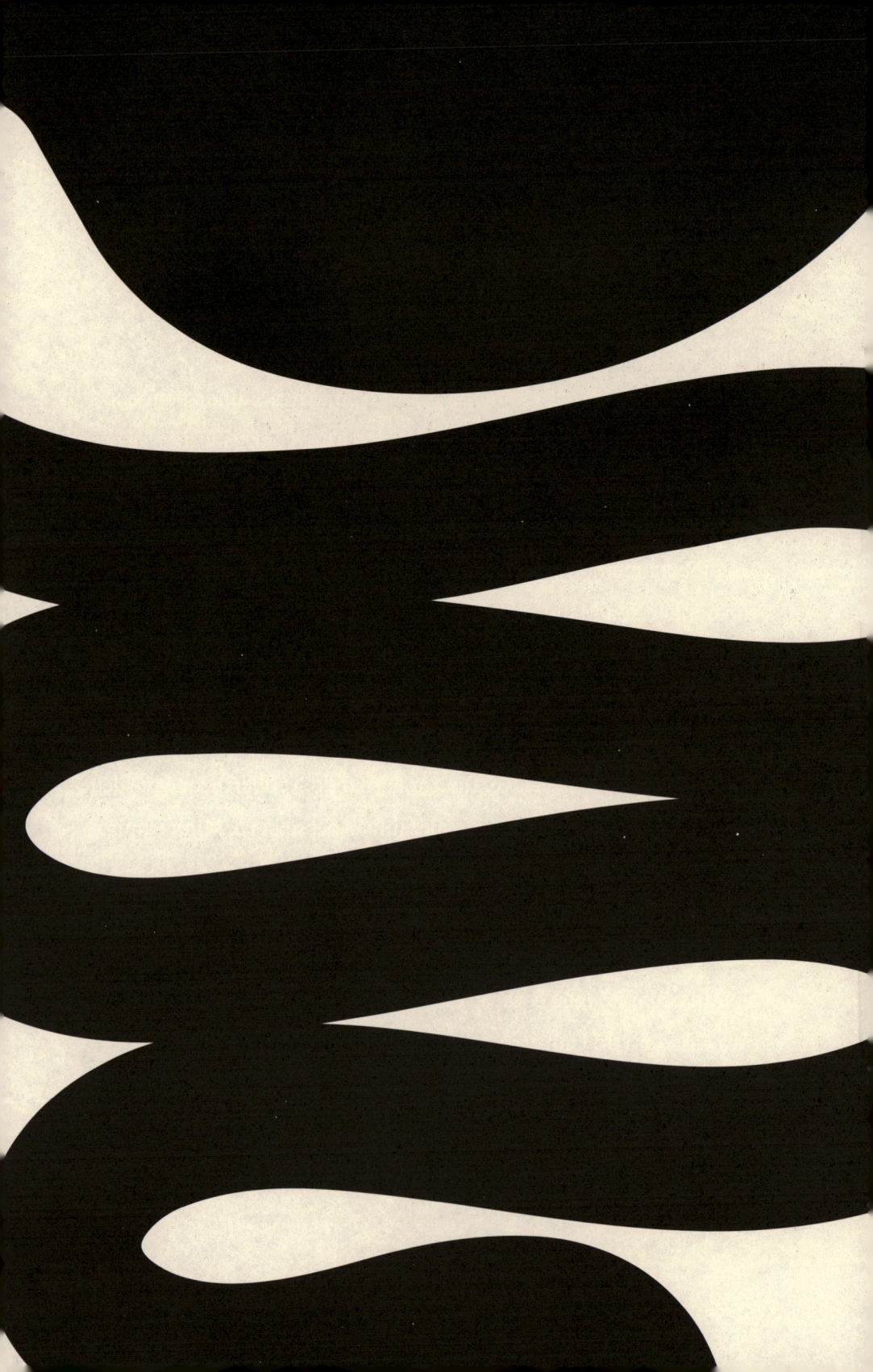

Receitas

Além de amor-próprio, a fibromialgia me ensinou a cozinhar. No Brasil, comecei a trabalhar desde muito cedo, e minha profissão de atriz, sem rotina nenhuma, me fez acabar escolhendo alimentos práticos e nada saudáveis, mas eu não tinha a menor ideia do poder do alimento. Eu associava comida a ganhar ou perder peso.

Como fui uma criança e adolescente magra, nunca me preocupei com a qualidade da comida que colocava para dentro do meu corpo, mesmo tendo ótimos exemplos de alimentação saudável em casa. Minha mãe, Telma, mais conhecida como Teté, foi criada em um sítio do meu avô, que era agricultor e pescador, e lá tinha uma horta, muitas árvores frutíferas, enfim — minha mãe teve uma infância praticamente no Sítio do Pica-pau Amarelo. Sempre a vi comendo vegetais, peixes, frangos e frutas. Carne vermelha? Só de vez em quando. Doces? Raramente. Leite? Quase nunca. Coincidentemente ou não, ela não tem fibromialgia (felizmente!).

Devo confessar que nunca tive muito talento para trabalhos manuais, pois era bem desastrada, ou seja, a cozinha era um lugar que minha mãe me desencorajava a visitar. Ela quis me proteger — amor de mãe, eu sei o que é isso —, mas não teve jeito, chegou uma hora que fui obrigada a encarar esse lugar "tão perigoso". Fui aprender a cozinhar com quase quarenta anos!

Saber cozinhar é metade do caminho para você tomar as rédeas da sua saúde. Aliar essa habilidade ao conhecimento dos alimentos só vai ajudar você e a sua família a terem qualidade de vida. Por isso, se você é mãe e tem filho ou filha pequenos, ensine-os a cozinhar. Sou muito agradecida a tudo o que minha mãe sempre fez e faz por mim. Demorou um pouquinho, mas ela acabou me ensinando a cozinhar — e juntas trabalhamos nessas receitas que compartilho agora com você. Obrigada, mãe!

Como estamos encarando essas receitas como parte de um tratamento para melhorar a saúde e o bem-estar, vou colocar aqui também dicas de praticidade. Vamos começar com o que serve como base para vários pratos. Portanto, o que estiver identificado como "básico", você já sabe que vai usar muitas vezes.

FOLHAS REFOGADAS

Podemos refogar uma grande variedade de folhas: acelga, endívias, chicória, bertalha, espinafre, repolho, couve e até mesmo aproveitando as folhas da beterraba. Para acelga, endívias, chicória e repolho, o processo é o mesmo: higienizar as folhas e cortá-las bem finas.

REFOGADO BÁSICO

Ingredientes

- Azeite
- 2 cebolas médias
- 2 dentes de alho
- ½ ramo de cheiro-verde
- Sal a gosto

Modo de preparo

- Coloque um fio de azeite na panela e frite as 2 cebolas médias picadas até ficarem transparentes. Mexer sempre.
- Adicione os 2 dentes de alho picados ou triturados até que fiquem levemente dourados.
- Acrescente o cheiro-verde bem picado (gosto muito desse tempero!).
- Adicione o sal (preferencialmente em pouca quantidade).

Sempre devemos iniciar o preparo de uma receita com o refogado, utilizando-se de muito carinho e cuidado — aqui, chamo de "refogado" aquele tempero que dá sabor às comidas do dia a dia.

Tempo: 10min | Porção: - | Nível: Fácil

ACELGA

- Depois de higienizadas e cortadas, deixe no escorredor.
- Faça o refogado básico (ver receita). Acrescente a acelga e um pouco de água (1 copo americano).
- Refogue até as folhas murcharem. Você pode tampar a panela ou mexer levemente.

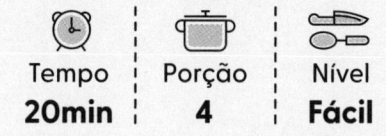

Tempo	Porção	Nível
20min	**4**	**Fácil**

REPOLHO

- Escolha de preferência um repolho pequeno ou use a metade de um grande, descartando sempre as folhas externas (são mais ou menos 3 folhas a serem descartadas).
- Repita a mesma receita feita para a acelga.

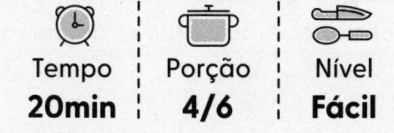

Tempo	Porção	Nível
20min	**4/6**	**Fácil**

CHICÓRIA

- Como sofre redução quando aquecida, comprar 2 unidades.
- Repita a mesma receita feita para a acelga.

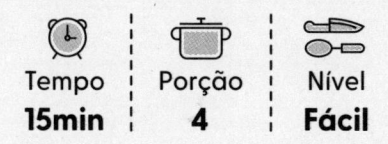

Tempo	Porção	Nível
15min	**4**	**Fácil**

ENDÍVIAS

- Como as folhas são muito delicadas, é importante cozinhá-las antes de refogar. Separe as folhas saudáveis e coloque em uma panela com água. Deixe em fogo médio por 10 minutos.
- Repita a mesma receita para a acelga.

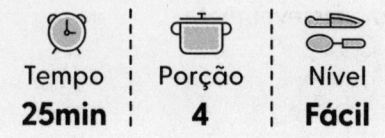

Tempo	Porção	Nível
25min	4	Fácil

BETERRABA

- Folhas de beterraba são lindas e nutritivas. Sempre compre no setor de orgânicos do seu mercado preferido.
- Corte as folhas com talos bem junto a beterraba. Higienize-as, descartando as folhas mais velhas (se houver). Corte os talos e folhas com mais ou menos meio centímetro. Reserve no escorredor.
- Faça o refogado básico (ver receita) e acrescente as folhas e talos cortados. Não é preciso adicionar água.

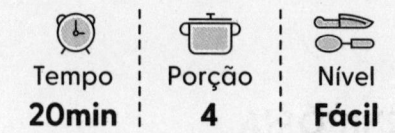

Tempo	Porção	Nível
20min	4	Fácil

COUVE

- Encontramos couve cortada à mineira, orgânica, nos mercados (já vem higienizada). Uma bandeja vem com uma boa quantidade.
- Faça o refogado básico. Acrescente a couve mineira e mexa até começar a murchar.
- Cuidado para não mexer demais, senão a couve fica amarga!

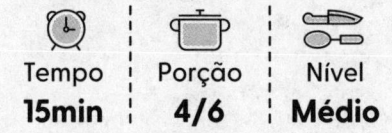

Tempo: **15min** | Porção: **4/6** | Nível: **Médio**

ESPINAFRE

- As folhas do espinafre são muito sensíveis ao calor. Melhor comprar dois maços, pois sofrem muita redução quando cozidas.
- Podemos utilizar a mesma receita e tempo de cozimento das endívias, mas o espinafre, depois de cozido, também é muito utilizado para uma deliciosa receita com purê de batata-doce (ver receita de purê de batata-doce). Basta acrescentar, na hora do cozimento, 500 mL de caldo de frango básico. Reserve.
- Num refratário untado com pouco azeite, coloque o purê (até a metade da vasilha escolhida). Adicione cuidadosamente o purê com o caldo contornando a borda do refratário. O purê e o espinafre devem estar quentes, para não haver necessidade de aquecer na hora de servir. O prato fica com uma linda apresentação, delicioso e nutritivo. Pode servir de acompanhamento para o frango da Teté (ver receita).

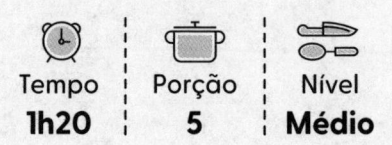

Tempo: **1h20** | Porção: **5** | Nível: **Médio**

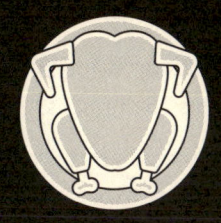

FRANGO

Frango e outras aves são ótimas fontes de proteína. Além de terem muitas vitaminas e baixo teor de gordura, o frango é muito mais facilmente digerido do que a carne vermelha — ou seja, bem mais saudável para nosso intestino e o corpo. Se você não puder evitar consumir proteína animal, opte sempre pela carne branca das aves.

FRANGO BÁSICO

Ingredientes

- Refogado básico (ver receita)
- 1 kg de filé de frango (de preferência orgânico)
- Água (3 xícaras)

Modo de preparo

- Coloque o refogado básico e adicione o peito de frango, sem pele e sem osso cortado em pedaços. Mexa até começar a pegar no fundo da panela.
- Cubra o frango com 2 dedos de água e cozinhe-o no fogo por mais 25 minutos.
- Desfie em pedaços pequenos de mais ou menos 2 cm (ou 2 dedos); então, desfie com ajuda de um garfo – assim, evitaremos que fiquem fiapos longos no prato, também é mais delicado e melhor para as crianças comerem.
- Pronto. Você tem a base para vários pratos deliciosos!
- Dobre a receita, se necessário.

Se quiser dar mais cor ao seu frango refogado, pode acrescentar 1 colher (sopa) rasa de molho de tomate orgânico. Mas só se precisar muito, pois o tomate é inflamatório – ainda mais se não for orgânico!

Tempo	Porção	Nível
40min	**5**	**Médio**

FRANGO CAIPIRA ORGÂNICO REFOGADO COM LEGUMES

Ingredientes

- 450 g de frango caipira orgânico cozido e desfiado
- 1 colher (sopa) de óleo de coco
- 1 cebola pequena
- 1 abobrinha
- 1 abóbora madura
- 1 pitada de sal
- 1 pitada de pimenta-do-reino moída
- 1 abacate grande

Modo de preparo

- Fatie a abobrinha e a abóbora em meias-luas finas, pique a cebola em cubinhos e reserve-as.
- Aqueça o óleo de coco em uma frigideira grande, em fogo médio.
- Adicione a cebola e refogue-a por 3 minutos.
- Junte a abobrinha, a abóbora e o frango e refogue por mais 5 minutos, até os legumes ficarem macios.
- Acrescente o sal e a pimenta-do-reino.
- Mexa bem e sirva quente, acompanhado do abacate (cortado ao meio).

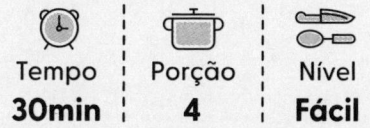

Tempo	Porção	Nível
30min	**4**	**Fácil**

FRANGO DA TETÉ

Ingredientes

- 1 kg de frango (de preferência sobrecoxas sem pele)
- 3 cebolas médias
- Sal (pouco)
- Azeite

Modo de preparo

- Lave os pedaços de frango e seque-os em toalha de papel. Reserve-os.
- Em uma panela antiaderente, coloque uma porção de azeite forrando o fundo e adicione as cebolas cortadas em rodelas ou em cubos. Frite até começar a dourar.
- Adicione os pedações de frango e mexa a cada vez que começarem a grudar no fundo da panela. Quando estiverem bem dourados, estarão prontos.
- Se gostar de caldo, depois de dourados, acrescente 2 xícaras de água e deixe ferver por 5 minutos.
- Sirva o frango com os acompanhamentos de sua preferência.

Tempo: **20min** | Porção: **4/6** | Nível: **Fácil**

FRANGO AO CURRY COM LEITE DE COCO

Ingredientes

- 400 g de peito de frango picado em cubos
- 1 colher (sopa) de azeite
- 1 colher (sopa) de manteiga vegana
- 3 cebolas picadas em anéis
- 2 dentes de alho
- 1 pedaço pequeno de gengibre
- 3 tomates maduros
- 3 pimentões vermelhos
- 2 colheres (sopa) de curry em pó
- 1 lata de leite de coco
- Sal a gosto
- Pimenta-do-reino a gosto

Modo de preparo

- Frite o frango na manteiga e no azeite.
- Quando estiver dourado, acrescente o alho e a cebola picados e o gengibre ralado.
- Mexa um pouco. Em seguida, acrescente o tomate e os pimentões picados e, por último, o leite de coco, o sal, a pimenta e o curry.
- Deixe cozinhar por 20 minutos.

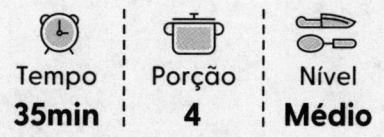

Tempo: 35min | Porção: 4 | Nível: Médio

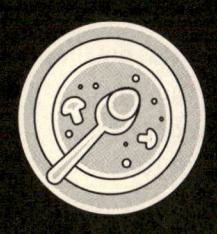

SOPAS/CALDOS

As sopas podem ser feitas com pedaços ou em creme (batida no liquidificador). Podem ser de frango, peixe e alguns frutos do mar com sabor mais marcante, como camarões. Com criatividade, podemos elaborar receitas deliciosas para o dia a dia, entradas para as refeições, principalmente para as noites de frio — nada como uma sopa quentinha para o jantar!

Caso opte por congelá-las, o ideal é separar em potes de vidro, com as porções fracionadas.

CALDO DE FRANGO BÁSICO

Ingredientes

- 1 peito de frango com osso
- 1 maço de cheiro-verde
- 1 cenoura grande (ou 2 médias)
- 2 L de água
- 1 pitada de sal

Modo de preparo

- Adicione todos os ingredientes em uma panela e cozinhe-os em fogo baixo, até a cenoura estar bem macia. Não é preciso picar o cheiro-verde; apenas tire as raízes da cebolinha e o excesso de cabos da salsinha.
- Coe em uma peneira fina. Você vai obter mais ou menos 1 L de caldo.

Para esta receita você pode utilizar aquela sobra com ossos do seu frango assado do fim de semana. O caldo que sai desses ossos é muito saudável e ajuda a reconstruir a barreira intestinal.

Você pode aproveitar a cenoura e o cheiro-verde cozidos que restaram na peneira. Corte tudo bem pequeno e adicione a uma sopa.

Tempo: **20min** | Porção: **2** | Nível: **Fácil**

CALDO DE PEIXE BÁSICO

Ingredientes

- 2 cebolas médias
- 2 maços de cheiro-verde, apenas as folhas (bem picadinhas)
- 4 colheres (sopa) de azeite
- 4 cabeças grandes de peixe limpas e lavadas
- 500 g de camarões médios limpos e lavados
- 1 colher (chá) de açafrão
- Sal (pouco)
- 1,5 L de água

Modo de preparo

- Coloque o azeite em uma panela grande.
- Corte as cebolas em cubinhos e refogue-as até ficarem transparentes.
- Acrescente o cheiro-verde picadinho, as cabeças de peixe, os camarões e o açafrão.
- Coloque 500 mL de água, tempere com o sal e cozinhe por 20 minutos.
- Retire os camarões com uma escumadeira e reserve-os. Coe todo o restante, espremendo bem com a ajuda de uma colher. Verifique se não ficou nenhuma espinha ou osso no caldo.
- Coloque um pouco do caldo no liquidificador e bata com os camarões. Junte com o caldo restante, acrescente mais 1 L de água e leve ao fogo até começar a ferver.

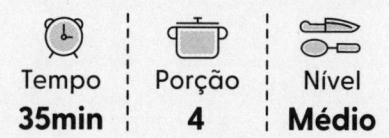

Dê preferência à compra de peixes limpos e frescos, mas com cabeça. São com as cabeças e alguns camarões médios descascados e limpos que se faz um delicioso caldo de peixe básico.

Esse caldo pode ser usado em muitas receitas: sopas, peixe cozido, ensopado de peixe com legumes e fondue de peixe.

Tempo	Porção	Nível
35min	4	Médio

SOPA DE PEDAÇOS DE FRANGO

Ingredientes

- Refogado básico (ver receita)
- 1 L do caldo de frango básico (ver receita)
- ½ kg frango em pedaços cru
- 1 maço de cheiro-verde
- 2 cenouras médias
- 2 chuchus médios
- 1 batata-doce

Modo de preparo

- Como na receita de frango cozido em pedaços, inicie pelo refogado básico, então, acrescente 1 maço de cheiro-verde picadinho.
- Coloque os pedaços de frango cortados do tamanho ideal para você e sua família.
- Acrescente, então, as cenouras médias cortadas em cubinhos ou em rodelas (como preferir), os chuchus médios e a batata-doce em cubos. Acrescente 1 L do caldo de frango.
- Corrija o sal, caso seja necessário — como já mencionei, o caldo de frango já tem sal.
- Cozinhe em fogo baixo por 35 minutos.

Tempo	Porção	Nível
1h00	4/6	Médio

SOPA CREME

Ingredientes

- Caldo de frango básico (ver receita)
- 2 batatas-doces grandes
- 6 batatas-baroas médias

Modo de preparo

- Cozinhe em uma panela de pressão as batatas-doces e batatas-baroas separadamente.
- Bata no liquidificador as batatas com o caldo de frango básico até chegar a uma consistência cremosa.
- Leve a pasta ao fogo baixo até a fervura.
- Na hora de servir, enfeite com salsinha picada e outros ingredientes de sua preferência (minha filha, inclusive, gosta com camarões limpos e fritos levemente no azeite).

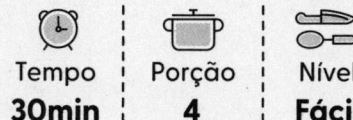

Tempo	Porção	Nível
30min	4	Fácil

SOPA DE ENTULHO (RECEITA DA AVÓ)

Ingredientes

- 1 kg de peito de frango, sem osso e sem pele
- 4 cebolas médias
- 2 dentes de alho
- 1 maço de cheiro-verde
- Azeite
- Sal (pouco)
- 1 L de caldo de frango básico (ver receita)
- 1 L de água
- 2 cenouras médias
- 1 chuchu
- 1 repolho pequeno
- 2 batatas-doces médias
- 2 inhames
- 2 pedaços de aipim
- 1 maço de couve
- 1 maço de bertalha ou espinafre

Modo de preparo

- Coloque em uma panela grande o azeite até cobrir o fundo, sem excesso.
- Corte as cebolas e o alho em cubos e frite-os até ficarem dourados, mexendo sempre que começarem a pegar no fundo.
- Lave e corte o peito de frango, seque os pedaços em papel-toalha (o que contribui para uma melhor fritura). Adicione à panela e mexa sempre, até ficarem dourados.
- Acrescente 1 L de caldo de frango básico.
- Adicione todos os legumes descascados e cortados em cubos.
- Inclua as folhas e os cabos (cortados em pedaços bem finos).
- Cubra com 2 dedos de água e cozinhe em fogo médio por cerca de 35 minutos, ou até as cenouras ficarem bem macias.

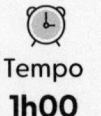

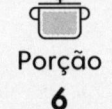

Tempo: 1h00 | Porção: 6 | Nível: Médio

SOPA DE PEIXE E FRUTOS DO MAR

Ingredientes

- 1 L de caldo de peixe básico (ver receita)
- 500 g de camarões médios limpos
- 300 g de mistura de polvo e lula (na peixaria vende mistura de polvo e lula limpos)
- 2 colheres (sopa) de molho de tomate orgânico
- 2 cebolas médias
- 2 dentes de alho
- 1 folha de louro
- Sal (se precisar corrigir o sabor quando a sopa estiver pronta)
- 4 colheres (sopa) de azeite
- 1 L de água

Modo de preparo

- Limpe e cozinhe o polvo por 15 minutos na panela de pressão com 500 mL de água e a folha de louro. Corte-o em pedaços e reserve.
- Limpe a lula, corte-a em rodelas e reserve.
- Corte as cebolas em cubos e, em uma panela grande, frite-as no azeite.
- Amasse o alho e acrescente-o à panela para dourar um pouquinho.
- Adicione o polvo, a lula e os camarões.
- Acrescente o molho de tomate e o caldo de peixe básico.
- Coloque mais 500 mL de água e deixe cozinhar em fogo médio até tudo ficar bem macio. Corrija o sal, se necessário.

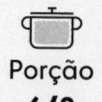

Tempo: 1h00 | Porção: 6/8 | Nível: Médio

SOPA DE LEGUMES E ALHO-PORÓ

Ingredientes

- 3 chuchus
- 3 abobrinhas pequenas
- 2 cenouras pequenas
- 1 alho-poró cortado em rodelas
- 1 filé de frango
- 1 dente de alho amassado
- ½ cebola picada
- Azeite

Modo de preparo

- Coloque azeite, alho e cebola na panela no fogo. Acrescente o filé de frango e refogue.
- Depois acrescente os legumes em cubos na panela.
- Adicione água fervente até cobrir tudo e deixe cozinhando.
- Em outra panela refogue o alho-poró com um fio de azeite.
- Assim que os legumes cozinharem, retire o frango (ele foi utilizado apenas para dar gosto) e bata no liquidificador o caldo de legumes.
- Por fim acrescente o alho-poró refogado.

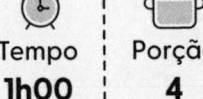

Tempo: **1h00** | Porção: **4** | Nível: **Fácil**

CALDO DE RECUPERAÇÃO DO INTESTINO

Ingredientes

- 1 carcaça de frango orgânico ou 450 g de ossos (ossobuco, frango ou cabeça do osso da canela da vaca)
- 2 colheres (sopa) de vinagre de maçã
- 1 colher (chá) de sal
- 2 dentes de alho (descascados e amassados com a lateral da faca)
- 2 L de água
- Cenouras, salsão e cebola (opcionais)

Modo de preparo

- Coloque a carcaça de frango ou os ossos em uma panela com o vinagre, o sal, o alho, a água e as hortaliças (que devem ser descascadas, se for o caso, e picadas). Dependendo dos tipos de ossos e do tamanho da sua panela, você pode acrescentar água para cobrir os ossos.
- Cozinhe essa mistura em fogo baixo por pelo menos 24 horas, antes de resfriá-la (mas você já pode usar o caldo após 8h de cozimento).
- Quando o caldo estiver pronto, use uma escumadeira para retirar os ossos da panela. Depois, passe-o por um coador fino para separar a gordura. Talvez o caldo continue gorduroso, mas depois de ficar um tempo na geladeira, a gordura vai formar uma camada fina na superfície e você poderá retirá-la.
- Aqueça porções individuais do caldo para beber ou usar em outras receitas. Utilize-o por 4 ou 5 dias e depois congele-o.

A gelatina contida no caldo de recuperação do intestino protege e cicatriza a mucosa intestinal e ajuda na digestão dos nutrientes. Esse caldo fica bom misturado em sopas, mas você pode simplesmente tomá-lo em sua caneca favorita.

Tempo 27h | **Porção** 16 | **Nível** Difícil

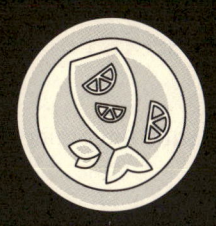

ENSOPADO

Os ensopados são ótimas receitas, pois, além de rápidas e práticas, são muito saudáveis. Vários peixes são bons para ensopar. Compre o de sua preferência, mas algum que possa ser cortado em postas largas e firmes. Podemos utilizar essas mesmas receitas (com chuchu e abobrinha) substituindo o refogado de carne moída de frango pelo refogado de camarões (ver receitas dos refogados). E, com o refogado de carne moída de frango e repolho cortado bem fininho, teremos mais um delicioso ensopado!

PEIXE ENSOPADO

Ingredientes

- 1,5 kg de postas largas de peixe limpas
- 4 cebolas médias
- 2 maços de cheiro-verde
- 1 colher (sopa) de molho de tomate orgânico
- 500 mL de caldo de peixe básico (ver receita)
- Azeite
- Sal

Modo de preparo

- Corte as cebolas em rodelas; limpe o cheiro-verde, eliminando as raízes da cebolinha e o excesso de cabos da salsinha, e pique-o.
- Em uma panela larga coloque um pouco de azeite.
- Arrume em camadas um terço das rodelas de cebola e cheiro-verde picado, como se estivesse forrando o fundo da panela. Reserve os dois terços restantes.
- Coloque por cima a metade das postas de peixe, sem sobrepô-las.
- Em uma xícara, dilua 1 colher de molho de tomate em uma pequena quantidade de caldo de peixe básico e espalhe por cima das postas já arrumadas.
- Faça mais duas camadas de cebola, cheiro-verde, postas de peixe e a mistura de molho de tomate com o caldo de peixe básico.
- Coloque mais um fio de azeite por cima e leve ao fogo baixo por 35 minutos. Prove para conferir se precisa colocar um pouco de sal.

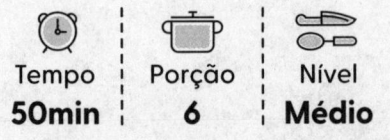

Tempo	Porção	Nível
50min	**6**	**Médio**

ENSOPADINHO DE ABOBRINHA VERDE

Ingredientes

- Refogado básico (ver receita)
- 4 abobrinhas
- 1 kg de carne moída de frango
- Água

Modo de preparo

- Lave bem a abobrinha, retire a parte de cima, a maior parte do miolo, e corte em cubos; não é preciso descascar.
- Em uma panela média, faça o refogado básico e adicione a ele a carne moída de frango.
- Acrescente a abobrinha em cubos e água suficiente para cobrir a mistura. Leve ao fogo até a água reduzir e a abobrinha ficar molinha.

Tempo	Porção	Nível
1h00	4	Fácil

ENSOPADINHO DE CHUCHU E CARNE MOÍDA DE FRANGO

Ingredientes

- Refogado básico (ver receita)
- 1 kg de chuchu
- Carne moída de frango
- 1 xícara de água
- Salsinha picada (a gosto)

Modo de preparo

- Descasque os chuchus, remova os miolos (sementes) e corte-os em cubinhos.
- Em uma panela média, faça o refogado básico.
- Acrescente a carne moída de frango e frite-a até começar a grudar no fundo da panela; mexa bem e adicione salsinha picada (a gosto) e 1 xícara de água. Ferva por 3 minutos.
- Acrescente o chuchu cortadinho e água suficiente para cobrir a mistura.
- Leve ao fogo até a água reduzir e o chuchu ficar molinho.

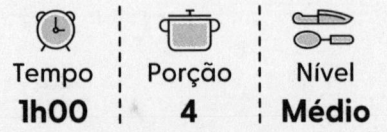

Tempo: 1h00
Porção: 4
Nível: Médio

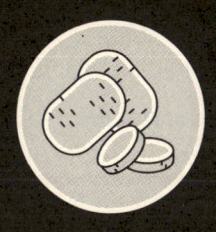

PURÊS

Podemos fazer deliciosos purês sem leite e sem manteiga: de batata-doce, batata-baroa, aipim e outros tipos de batatas que gostaríamos. Pessoalmente, adoro misturar, meio a meio, batata-doce com batata-baroa.

PURÊ DE BATATA-DOCE COM FRANGO DESFIADO

Ingredientes

- 1 kg de batata-doce
- 1,5 L de água
- Sal a gosto
- 500 g frango desfiado
- 1 colher (sopa) de azeite

Modo de preparo

- Descasque as batatas-doces e cozinhe-as até ficarem macias.
- Amasse-as bem, coloque na panela, acrescente uma xícara de água e mexa até ficar na textura de um purê.
- Com o purê pronto, unte levemente um refratário com azeite, espalhe o purê e coloque por cima o frango refogado e desfiado.
- Leve ao forno por 10 minutos para aquecer.
- Quando servir, enfeite com um raminho de salsa e, se gostar, azeitonas.

Tempo: **40min**
Porção: **6/8**
Nível: **Médio**

PURÊ DE BATATA-BAROA

Ingredientes

- 1 kg de batata-baroa
- 1 xícara do caldo de frango básico (ver receita)
- 1 colher rasa de azeite

Modo de preparo

- Descasque as batatas-baroas e cozinhe-as até ficarem macias (também pode cozinhar com as cascas e retirar as peles após o cozimento e frias).
- Coloque-as no liquidificador com o caldo de frango e o azeite e bata até obter um creme. Se precisar amolecer mais um pouco, basta acrescentar mais caldo de frango.
- Não coloque sal. O caldo de frango já foi feito com sal!

Pode servir de várias maneiras. Por exemplo, coloque por cima do purê:

1. Camarões limpos e fritos levemente no azeite por 5 minutos.

2. Talo de aipo (salsão), com a parte mais tenra cortada fininha em rodelas.

3. Salsinha bem picada.

Tempo: **40min** | Porção: **4/6** | Nível: **Fácil**

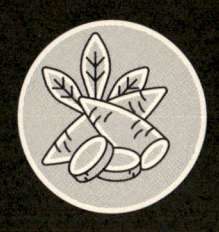

AIPIM

O aipim pode ser usado em muito pratos:

- Cozido em pedaços para acompanhar algum tipo de carne (recomendamos frango)
- Purê
- Cortado em cubos (mais ou menos 3 cm) para ensopadinho
- Escondidinho de frango desfiado ou de carne moída de frango

ENSOPADO DE AIPIM

Ingredientes

- 1 kg de aipim limpo e cortado em cubos médios
- 1 maço de cheiro-verde
- 1 colher (sobremesa) de molho de tomate orgânico
- 1 pitada de sal

Modo de preparo

- Descasque o aipim e corte-o em cubos médios. Cozinhe-o até ficar bem macio e reserve.
- Em uma panela (de preferência antiaderente) faça o refogado básico (ver receita).
- Pique o cheiro-verde e acrescente-o junto de 1 colher de molho de tomate orgânico.

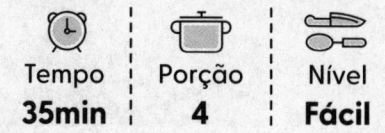

Tempo 35min | **Porção** 4 | **Nível** Fácil

PURÊ DE AIPIM

Ingredientes

- 1 kg de aipim
- 1 colher (chá) de azeite
- 1 pitada de sal
- 1 xícara de caldo de frango básico (ver receita)
- 1 colher de azeite
- 1 pitada de sal

Modo de preparo

- Descasque o aipim, corte e cozinhe-o até ficar bem macio.
- Amasse-o bem com um garfo ou use um espremedor.
- Acrescente o caldo de frango básico, sal e azeite. Leve ao fogo por pouco tempo, mexendo bem para uniformizar a massa.

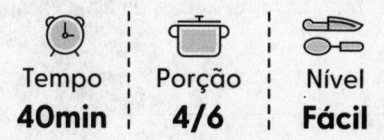

Tempo 40min | **Porção** 4/6 | **Nível** Fácil

ESCONDIDINHO DE AIPIM COM CARNE MOÍDA DE FRANGO

Ingredientes

- 2 kg de aipim
- 1 cebola média
- Azeite
- 1 kg de carne moída de frango (refogada)
- Salsinha (deixar um ramo para enfeitar).

Modo de preparo

- Prepare o purê de aipim (ver receita) e reserve-o.
- Pique a cebola em cubinhos e, em uma panela antiaderente, coloque um fio de azeite e frite a cebola até começar a dourar.
- Acrescente a carne moída de frango e frite-a até começar a grudar no fundo da panela; mexa bem e adicione salsinha picada (a gosto) e 1 xícara de água. Ferva por 3 minutos.
- Unte um refratário com azeite e espalhe a metade do purê de maneira uniforme. Coloque por cima, com cuidado, a carne moída de frango refogada e, então, mais uma camada de purê para cobrir.
- Leve ao forno por 15 minutos antes de servir e enfeite o prato com um ramo de salsinha.

Tempo: **1h00**
Porção: **6/8**
Nível: **Médio**

ESCONDIDINHO DE AIPIM COM CAMARÕES

Ingredientes

- Refogado básico (ver receita)
- 2 kg de aipim
- 1 kg de camarões médios (refogados)
- Azeite
- 1 colher (sobremesa) de molho de tomate orgânico
- 1 maço de cheiro-verde

Modo de preparo

- Prepare o refogado básico, acrescente o molho de tomate, os camarões, o cheiro-verde bem picado e cozinhe por mais 10 minutos.
- Reserve uns 4 camarões cozidos.
- Faça um purê de aipim (ver receita).
- Unte levemente um refratário com azeite e arrume a metade do purê de aipim. Por cima, espalhe cuidadosamente o refogado de camarões e cubra com outra camada de purê de aipim.
- Leve ao forno por 15 minutos antes de servir.
- Enfeite com os camarões separados e um raminho de salsa.

Com esses mesmos recheios, podemos preparar o escondidinho com o purê de batata-doce (ver receita).

Tempo **1h00** | Porção **6** | Nível **Médio**

SUCOS/SHAKES

Os sucos e shakes são ótimas fontes de vitamina, além de serem gostosos e fáceis de preparar. Principalmente no calor, são indispensáveis para hidração. Podemos explorar várias opções, basta sermos criativos!

SUCO VERDE
SUMMERTIME

Ingredientes

- 2 pepinos
- 1 maçã verde
- 1 limão-siciliano ou limão comum
- 1 pedaço de gengibre de 1,5 a 2,5 cm de comprimento
- 2 folhas de couve
- Ervas frescas: manjericão, menta, salsinha, coentro, funcho (opcional)
- ¼ de xícara de suco de *Aloe vera* (pode ser encontrado pronto em mercados)

Modo de preparo

- Em uma centrífuga ou liquidificador, processe o pepino e a maçã. Descasque o limão-siciliano, ou limão comum, e o gengibre. Acrescente a couve e as ervas (opcionais), juntamente a um pouco de água.
- Se usar um liquidificador, coe a polpa.
- Antes de beber, acrescente o suco de *Aloe vera* (babosa), misturando bem.

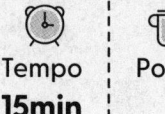

Tempo **15min** | Porção **2** | Nível **Médio**

SHAKE VERDE

Ingredientes

- 1 abacate
- 1 xícara de melão-cantalupo ou mirtilos
- 1 pepino
- 1 punhado de espinafre
- 200 mL de água de coco
- 1 pitada de canela em pó
- Colágeno

Modo de preparo

- Misture tudo e bata no liquidificador.

Tempo **10min** | Porção **4** | Nível **Fácil**

SUCO DE MELÃO COM BLUEBERRIES

Ingredientes

- 2 xícaras de melão-cantalupo
- ½ xícara de blueberries
- 1 colher (chá) de gengibre ralado
- 1 colher (sopa) de suco de limão
- 2 xícaras de gelo
- Adoçante (por exemplo, Estévia)
- Colágeno

Modo de preparo

- Misture tudo e bata no liquidificador.

Tempo **15min** | Porção **4** | Nível **Fácil**

SHAKE FORTALECEDOR

Ingredientes

- 200 mL de leite de coco
- 1 punhado de rúcula ou espinafre
- 1 colher (sopa) de amendoim
- 1 banana
- 1 morango
- Adoçante (por exemplo, Estévia)
- Colágeno

Modo de preparo

- Misture tudo e bata no liquidificador.

Tempo **10min** | Porção **2** | Nível **Fácil**

SHAKE ANTIOXIDANTE

Ingredientes

- 1 xícara de polpa de açaí
- 200 mL de leite de coco
- 2 morangos orgânicos
- 1 colher de sopa de colágeno

Modo de preparo

- Misture tudo e bata no liquidificador.

Tempo: 10min | Porção: 2 | Nível: Fácil

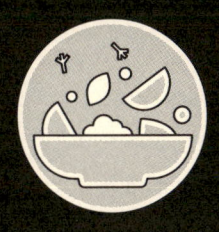

SALADAS

Alfaces (todos os tipos), rúcula, agrião, chicória, acelga, escarola, almeirão, radiche e muitas outras folhas são constantemente utilizadas em saladas. Inteiras ou cortadas bem fininhas, podem ser usadas separadamente ou juntas, como mandar sua imaginação.

Podemos acrescentar uma proteína à salada, por exemplo, peito de frango cozido desfiado ou em cubinhos. As saladas também podem ser compostas de uma grande variedade de legumes e de algumas frutas e sementes.

MISTURA BASE PARA SALADAS E ENTRADAS

Ingredientes

- 200 g de peito de peru
- 4 palmitos
- 7 azeitonas
- 1/3 de xícara de amêndoas
- 2 colheres (sopa) de azeite
- 4 endívias
- 1 colher (sopa) de vinagre balsâmico orgânico

Evite usar sal nas saladas, é bom sentir o paladar de cada ingrediente.

Modo de preparo

- Corte o peito de peru e o palmito em cubinhos.
- Pique as azeitonas e amêndoas.
- Misture todos os ingredientes e recheie as folhas de endívias.

Tempo: **25min** | Porção: **4** | Nível: **Fácil**

SALADA QUENTE

Ingredientes

- Alface
- Rabanete
- Cenoura
- Queijo ralado vegano
- Azeite
- Sal

Quantidade a gosto!

Modo de preparo

- Grelhe as folhas de alface.
- Em seguida, adicione por cima rabanete, cenoura ralada e queijo ralado vegano.
- Tempere com azeite e sal.

Tempo: **15min** | Porção: **4** | Nível: **Fácil**

SALADA DE FOLHAS

Ingredientes

- Alface lisa
- Alface crespa roxa
- Agrião
- Rúcula
- Palmito
- Pepino
- Morango orgânico
- Azeitonas sem caroço
- ½ xícara de azeite
- Suco de 1 limão

Modo de preparo

- Higienize as folhas escolhidas, seque-as delicadamente com papel-toalha e coloque-as em uma vasilha para saladas (folhas inteiras ou rasgadas com as mãos).
- Corte o palmito em rodelas e o pepino em rodelas bem finas; ainda, remova o caroço das azeitonas (se houver) e corte os morangos ao meio.
- Acrescente às folhas esses ingredientes de maneira harmônica.
- Regue com a mistura de suco de limão e meia xícara de azeite.

Quantidade a gosto!

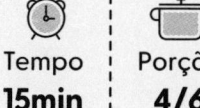

Tempo: **15min** | Porção: **4/6** | Nível: **Fácil**

MUFFIN DE VEGETAIS DO MEU MARIDO CHRIS

Ingredientes

- 230 g de abobrinha
- 90 g de cenoura
- 85 g de couve-flor
- 1 cebola média
- 50 g de aveia em flocos (ou farinha de linhaça)
- 2 claras de ovo de galinha (ou creme de abóbora)
- 1 gema ovo de galinha (somente a gema)
- 12 folhas de espinafre
- Sal a gosto
- Pimenta-do-reino em pó

Modo de preparo

- Pré-aqueça o forno em fogo médio.
- Rale a cenoura e a abobrinha e pique a cebola em cubos bem pequenos.
- Seque bem a cenoura e a abobrinha para que o bolinho não fique mole.
- Coloque todos os ingredientes em uma tigela e misture bem.
- Tempere com sal e pimenta-do-reino a gosto e unte as forminhas de muffin com azeite.
- Encha as forminhas até o topo com a massa.
- Leve ao forno por 15 minutos.

Tempo 30min | **Porção** 6/8 | **Nível** Médio

SALADA DE LEGUMES

Ingredientes

- 2 cenouras
- ½ couve-flor
- ½ brócolis
- 2 beterrabas
- Azeite

Modo de preparo

- Corte as cenouras e as beterrabas em cubos e cozinhe-as.
- Cozinhe o brócolis e a couve-flor.
- Arrume todos os ingredientes em uma travessa e regue-os com um fio de azeite.

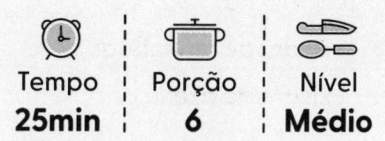

Tempo **25min** | Porção **6** | Nível **Médio**

SALADA DA MINHA FILHA VALENTINA

Ingredientes

- 1 pepino
- 1 tomate
- ½ cebola
- ½ abacate
- 1 punhado de coentro
- ½ limão
- Azeite a gosto
- Sal a gosto

Modo de preparo

- Pique e misture todos os legumes e frutas, nas quantidades que quiser.
- Esprema um pouquinho de limão.
- Acrescente azeite e sal.

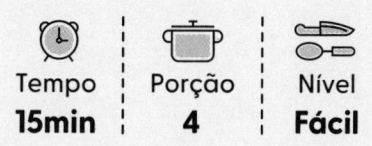

Tempo **15min** | Porção **4** | Nível **Fácil**

SALADA DE FOLHAS DE ALFACE

Ingredientes

- 1 alface crespa ou lisa, higienizada e cortada bem fina
- 1 xícara de palmito cortado em rodelas
- 2 xícaras de peito de frango, cozido e desfiado (ver receita)
- ½ xícara de amêndoas
- ½ xícara de azeite

Modo de preparo

- Higienize e corte as folhas de alface bem finas e corte o palmito em rodelas.
- Misture todos os ingredientes e sirva.

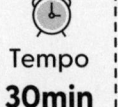

Tempo: 30min | Porção: 4/6 | Nível: Fácil

OUTROS

As pessoas acham que alimentação saudável consiste apenas em pratos chatos e sem gosto, ou que são caros e complicados de fazer, mas isso não é verdade. As opções para refeições gostosas, práticas e nutritivas são infinitas. Aqui estão mais algumas opções para você experimentar!

VEGETAIS ASSADOS

Ingredientes

- 1 batata-doce
- 2 cenouras médias
- 1 pedaço de abóbora japonesa do tamanho da palma da mão
- ½ cebola roxa
- 1 cabeça de alho
- Sal a gosto
- Alecrim a gosto
- Ervas de sua preferência

Modo de preparo

- Unte um refratário com pouco azeite e arrume ali os vegetais limpos.
- As batatas, a cenoura e a abóbora japonesa, se bem lavadas, podem ficar com a casca. Mas, se preferir, você pode tirar a da abóbora japonesa na hora de consumir, pois será bem mais fácil com ela assada.
- No caso do alho, remova um pouco a palha e corte a parte de cima antes de adicionar conjunto.
- Cubra os vegetais com um fio de azeite, sal e ervas secas ou frescas.
- Coloque tudo na forma para assar untada de azeite, cubra com papel-manteiga de uso culinário no forno a fogo médio por mais ou menos 1h. Fique de olho a partir de 40 minutos.

Gosto de cenouras, batata-doce, abóbora, mas você pode colocar também abobrinha verde, endívias, jiló, quiabo e beterraba. Coloco por cima alguns galhinhos de manjericão e alecrim. Esses vegetais assados servem para acompanhar o frango da Teté, além de outros pratos. Ou seja, é um excelente acompanhamento.

Tempo 1h00 | **Porção** 2 | **Nível** Fácil

FILÉ DE PEIXE COM BANANAS

Ingredientes

- 1 kg de filé de peixe limpo e sem espinhas
- 500 mL de caldo de peixe básico (ver receita)
- 2 colheres (sopa) de molho de tomate orgânico
- 8 bananas d'água quase maduras
- 2 cebolas médias
- 1 maço de cheiro-verde
- 1 raminho de manjericão ou tomilho
- Azeite
- Sal

Modo de preparo

- Dilua o molho de tomate no caldo de peixe básico. Reserve-os.
- Unte um refratário de vidro com um pouco de azeite.
- Corte as cebolas em rodelas, limpe e pique o cheiro-verde. Reserve-os.
- Descasque as bananas e corte-as em 3 tiras, no sentido do comprimento.
- Arrume os ingredientes no refratário em camadas: as tiras de banana até cobrir o fundo, depois os filés de peixe (sobre eles coloque um pouquinho de sal), e então o cheiro-verde picado, as rodelas de cebola e o raminho inteiro (galho e folhas) de manjericão ou tomilho.
- Regue com mistura de molho e caldo básico.
- Cubra com papel-manteiga de uso culinário e leve ao forno a fogo alto por 30 minutos.

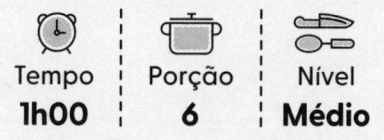

Tempo	Porção	Nível
1h00	6	**Médio**

TAINHA ASSADA NO FORNO RECHEADA COM FAROFA DE CAMARÕES

Ingredientes

- 1 tainha grande, limpa, inteira (com cabeça)
- 200 g de farinha de mandioca fina
- 500 g de camarões médios limpos
- Suco de 2 limões
- 2 dentes de alho
- Sal
- 2 folhas de hortelã-pimenta
- 2 folhas de alfavaca
- 2 cenouras médias
- 2 colheres (sopa) de vinagre de vinho branco
- 1 folha de louro
- Água

Modo de preparo

- Faça um corte na barriga do peixe, no sentido do comprimento, e retire as vísceras; remova também as guelras da cabeça.

- Em uma pequena panela antiaderente, frite levemente os camarões no azeite e reserve a metade.

- Para preparar a farofa, adicione uma pitada de sal aos camarões no azeite que ficaram na panelinha e vá despejando aos poucos a farinha de mandioca, mexendo sempre — cuidado para não queimar. Reserve-a.

- Para preparar um molho, amasse o alho e, com um socador de madeira, amasse as folhas de hortelã-pimenta e alfavaca. Acrescente uma folha inteira de louro. Então, misture-os ao suco dos limões, uma pitada de sal e meio copo de água. Com as mãos, esfregue bem essa mistura por toda a parte externa da tainha. Prepare esse molho no refratário em que for assar o peixe; o que sobrar pode ficar no fundo do recipiente sob a tainha.

- Recheie a tainha com a farofa de camarões e costure-a até fechar a abertura da barriga, tendo cuidado para manter a farofa bem presa.
- Coloque a tainha no refratário e regue-a com azeite.
- Cubra o refratário com o papel-manteiga de uso culinário.
- Leve ao forno médio para assar por 1h30 a 2h, até dourar.
- Enquanto sua tainha está assando, corte as cenouras à Julienne (em tirinhas finas) e, em uma frigideira antiaderente, frite-as levemente. Depois, acrescente o vinagre e os camarões e meio copo de água. Deixe começar a fervura, retire do fogo e, ainda quente, coloque por cima da tainha assada e pronta para servir. Esse molho também fica muito bom com peixe frito.
- Você pode preparar um purê de aipim ou de batata-doce (ver receitas) como acompanhamento para sua tainha assada.

As folhas de hortelã-pimenta e alfavaca são opcionais, caso você tenha em sua horta caseira ou saiba onde comprar. Além dos ingredientes, você vai precisar de uma agulha grande e linha (novas e limpas) para costurar a barriga da tainha depois que colocar a farofa.

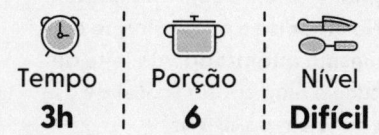

Tempo	Porção	Nível
3h	**6**	**Difícil**

ARROZ DE COUVE-FLOR

Ingredientes

- Refogado básico (ver receita)
- 1 couve-flor limpa e lavada
- 2 xícaras de água

Modo de preparo

- Lave a couve-flor e pique-a em pedaços bem pequenos.
- Em uma panela, junte-a ao refogado básico, as duas xícaras de água e refogue por 15 minutos.

Evite desperdiçar as folhas dos vegetais; muitas, como as de couve-flor, são aproveitáveis e bastante nutritivas!

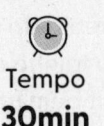

Tempo	Porção	Nível
30min	**4**	**Médio**

PUDIM DE CHIA

Ingredientes

- 200 mL de água
- 4 colheres (sopa) de semente de chia
- Estévia, fruta-dos-monges ou eritritol para adoçar

Modo de preparo

- Misture lentamente a chia na água com a colher e acrescente o adoçante.
- Deixe na geladeira de um dia para o outro
- Opcional: pode acrescentar frutos silvestres, banana e outras frutas de sua preferência e pasta de amêndoa.

Outra versão para sobremesa: pudim de chia com chocolate. No lugar da água, coloque a mesma quantidade de leite de coco e uma colher (café) de cacau em pó 100%.

Tempo	Porção	Nível
24h	**4**	**Difícil**

Referências

About Epstein-Barr Virus (EBV). *Centers for Disease Control and Prevention*, Atlanta, 28 set. 2020. Disponível em: https://www.cdc.gov/epstein-barr/about-ebv.html>. Acesso em: 24 mai. 2022.

AMALU, Dr. William. *Medical Thermography CASE STUDIES*. International Academy of Clinical Thermography, 2004.

ANISIMOV, S. V.; MAREEV, E. A.; BAKASTOV, S. S. *On the generation and evolution of aeroelectric structures in the surface layer*. Journal of Geophysical Research, 1999.

ARON, Elaine N. The Highly Sensitive Person. Disponível em: <http://www.hsperson.com>. Acesso em: 23 mai. 2022.

BIRD, Adrian. *Perceptions of epigenetics*. Nature447, 396–398 (2007. Disponível em: <https://doi.org/10.1038/nature05913>. Acesso em 20 nov. 2022.

BLAND, Jeffrey S. *The Disease Delusion*: Conquering the Causes of Chronic Illness for a Healthier, Longer, and Happier Life. Nova York: Harperwave, 2014.

BOMBARDI, Larissa Mies. *Geografia do uso de agrotóxicos no Brasil e conexões com a União Europeia*. São Paulo: FFLCH-USP, 2017. Disponível em: <https://conexaoagua.mpf.mp.br/arquivos/agrotoxicos/05-larissa-bombardi-atlas-agrotoxico-2017.pdf>. Acesso em: 23 mai. 2022.

BOROCH, Ann. *The Candida Cure*: The 90-Day Program to Balance Your Gut, Beat Candida, and Restore Vibrant Health. Nova York: Harper Wave, 2018.

Brasil tem 5 mil vezes mais glifosato na água. Associação Brasileira de Nutrição – Asbran, São Paulo, 23 jan. 2017. Disponível em: <https://www.asbran.org.br/noticias/brasil-tem-5-mil-vezes-mais-glifosato-na-agua>. Acesso em: 24 mai. 2022.

BROWN Dick; CHEVALIER Gaétan; HILL Michael. *Grounding after moderate eccentric contractions reduces muscle damage*. Open Access J Sports Med, 2015.

BROWN Dick; CHEVALIER Gaétan; HILL Michael. *Pilot study on the effect of grounding on delayed-onset muscle soreness*. J Altern Complement Med, 2010.

BUETTNER, Dan. *Zonas azuis: a solução para comer e viver como os povos mais saudáveis do planeta*. São Paulo: nVersos, 2018.

CAMERON, Suzy Amis. *Mude de alimentação e salve o planeta: O plano OMD*. São Paulo: Senac, 2020.

CHEVALIER, Gaétan. Changes in pulse rate, respiratory rate, blood oxygenation, perfusion index, skin conductance, and their variability induced during and after grounding human subjects for 40 min. *Journal of Alternative and Complementary Medicine*, 16, 81-87. Disponível em: <http://dx.doi.org/10.1089/acm.2009.0278>.

CHEVALIER, Gaétan. *Grounding the human body improves facial blood flow regulation: results of a randomized, placebo controlled pilot study*. Journal of Cosmetics, Dermatological Sciences and Applications, 2014.

CHEVALIER, Gaétan. The Effect of Grounding the Human Body on Mood. Psychological Reports 116 (2015).

CHEVALIER, Gaétan; MELVIN, Gregory; BARSOTTI, Tiffany. *One-hour contact with the Earth's surface (grounding) improves inflammation and blood flow – A randomized, double-blind, pilot study*. Health, 2015.

CHEVALIER, Gaétan; MORI, Kazuhito; OSCHMAN, James L. *The effect of Earthing (grounding) on human physiology, pt. I*. European Biology and Bioelectromagnetics, 2006.

CHEVALIER, Gaétan; SINATRA, Stephen T. *Emotional stress, heart rate variability, grounding, and improved autonomic tone: clinical applications*. Integrative Medicine: A Clinician's Journal, 2011.

CHEVALIER, Gaétan; SINATRA, Stephen T.; OSCHMAN, James L.; DELANY, Richard M. *Earthing (grounding) the human body reduces blood viscosity—a major factor in cardiovascular disease*. J Altern Complement Med., 2012.

Comissão de Dor, Fibromialgia e Outras Síndromes Dolorosas de Partes Moles. *Fibromialgia – definição, sintomas e porque acontece*. Sociedade Brasileira de Reumatologia, São Paulo, 20 abr. 2011. Disponível em: <https://www.reumatologia.org.br/orientacoes-ao-paciente/fibromialgia-definicao-sintomas-e-porque-acontece>. Acesso em: 23 mai. 2022.

Comissão de Dor, Fibromialgia e Outras Síndromes Dolorosas de Partes Moles. *Fibromialgia – Cartilha para pacientes*. São Paulo: Letra Capital Editora, 2011.

ELKIN, Howard K.; WINTER, Angela. *Grounding patients with hypertension improves blood pressure: a case history series study*. Alternative Therapies – in heatlh and medicine, 2018.

Epigenetics. Wikipedia, 2022. Disponível em: <https://en.wikipedia.org/wiki/Epigenetics>. Acesso em: 23 mai. 2022.

GERSHON, Michael D. *O segundo cérebro*. Rio de Janeiro: Campus/Elsevier, 2000.

GHALY, Maurice; TEPLITZ, Dale. *The biologic effects of grounding the human body during sleep as measured by cortisol levels and subjective reporting of sleep, pain, and stress*. J Altern Complement Med, 2004.

GOEBEL, Andreas; KROCK, Emerson; GENTRY, Clive; ISRAEL, Mathilde R.; JURCZAK, Alexandra; MORADO, Carlos Urbina; SANDOR, Katalin; VASTANI, Nisha; MAURER, Margot; CUHADAR, Ulku; SENSI, Serena; NOMURA, Yuki; MENEZES, Joana; BAHARPOOR, Azar; BRIESKORN, Louisa; SANDSTRÖM, Angelica; TOUR, Jeanette; KADETOFF, Diana; HAGLUND, Lisbet; KOSEK, Eva; BEVAN, Stuart; SVENSSON, Camilla I.; ANDERSSON, David A. *Passive transfer of fibromyalgia symptoms from patients to mice*. The Journal of Clinical Investigation, 2021.

GOLDBERG, Daniel S.; MCGEE, Summer J. *Pain as a global public health priority*. BMC Public Health, 2011.

GROVES, Maria Noel. *Body into Balance:* An Herbal Guide to Holistic Self-Care. Massachusetts: Storey Publishing LLC, 2016.

HeartMath Institute Science: *Scientific Foundation of the HeartMath System*. HeartMath Institute, California. Disponível em: <https://www.heartmath.org/science/>. Acesso em: 30 ago. 2022.

How Grounding Affects Blood Viscosity. *The Earthing Institute*, New York. Disponível em: <https://www.earthinginstitute.net/how-grounding-affects-blood-viscosity/>. Acesso em: 23 mai. 2022.

HUNTER, Philip. *What genes remember*. Prospect Magazine, London, 24 mai. 2008. Disponível em: <https://www.prospectmagazine.co.uk/essays/whatgenesremember>. Acesso em: 23 mai. 2022.

JWING-MING, Yang. *The Root of Chinese Qigong: Secrets of Health, Longevity, & Enlightenment*. New Hampshire: YMAA Publication Center, 1997.

KUSUMOTO, Meire. Daniele Valente: "Pensei que fosse depressão". *Veja*, São Paulo, 11 out. 2017, p. 34. Disponível em: <https://veja.abril.com.br/revista-veja/daniele-valente-pensei-que-fosse-depressao/#:~:text=No%20in%C3%ADcio%2C%20pensei%20que%20fosse,correr%20com%20a%20minha%20filha>. Acesso em: 23 mai. 2022.

Mayer FL, Wilson D, Hube B. *Candida albicans pathogenicity mechanisms*. Virulence, 2013.

MCDONELL, Kayla. *7 Symptoms of Candida Overgrowth (Plus How to Get Rid of It)*. Healthline, 24 ago. 2017. Disponível em: <https://www.healthline.com/nutrition/candida-symptoms-treatment>. Acesso em: 23 mai. 2022.

Mostafalou S, Abdollahi M. *Pesticides and human chronic diseases: evidences, mechanisms, and perspectives*. Toxicol Appl Pharmacol, 2013.

MÜLLER, Erich; PRÖLLER, Patrick; FERREIRA-BRIZA, Fatima; AGLAS, Lorenz; STÖGG, Thomas. *Effectiveness of grounded sleeping on recovery after intensive eccentric muscle loading*. Front. Physiol, 2019.

MYERS, Amy. *Doenças autoimunes: previna e reverta todo um universo de doenças inflamatórias*. São Paulo: WMF Martins Fontes, 2016.

Noncommunicable diseases. *World Health Organization*, Genebra, 13 abr. 2021. Disponível em: <https://www.who.int/news-room/fact-sheets/detail/noncommunicable-diseases>. Acesso em: 3 jun. 2022.

OBER, Clinton; SINATRA, Stephen T.; ZUCKER, Martin. *Earthing (2nd Edition): The Most Important Health Discovery Ever!.* Nashville: Basic Health Publications, 2014.

Ogden J, Oikonomou E, Alemany G. *Distraction, restrained eating and disinhibition: An experimental study of food intake and the impact of 'eating on the go.'* Journal of Health Psychology, 2017.

Origins of earthing. HSCT *Stops MS – HSCT and Other Protocols That Stop MS Symptoms.* Disponível em: <https://www.hsctstopsms.com/origins-of-earthing/>. Acesso em: 24 maio 2022.

OSCHMAN, James L. *Charge transfer in the living matrix.* J Bodyw Mov Ther., 2008.

OSCHMAN, James L. *Perspective: assume a spherical cow: the role of free or mobile electrons in bodywork, energetic and movement therapies.* Journal of Bodywork and Movement Therapies, 2007.

OSCHMAN, James L.; CHEVALIER, Gaétan; BROWN, Richard. *The effects of grounding (earthing) on inflammation, the immune response, wound healing, and prevention and treatment of chronic inflammatory and autoimmune diseases.* J Inflamm Res, 2015.

PASSI, Rohit; DOHENY, Kim K; GORDIN, Yuri; HINSSEN, Hans; PALMER, Charles. *Electrical grounding improves vagal tone in preterm infants.* Neonatology, 2017.

PEACHMAN, Rachel Rabkin. *Electrical grounding technique may improve health outcomes of NICU babies.* PennState, Pennsylvania, 03 ago. 2017. Disponível em: <https://www.psu.edu/news/research/story/electrical-grounding-technique-may-improve-health-outcomes-nicu-babies/>. Acesso em: 23 mai. 2022.

Rapid Benefits for Women within One Hour. *The Earthing Institute*, New York. Disponível em: <https://www.earthinginstitute.net/rapid-benefits-an-earthing-1-hour-time-trial/>. Acesso em: 23 mai. 2022.

Sensitive: The Untold Story. Will Harper. New York: The GlobalTouch Group, Inc, 2015. (90 min.)

SOKAL, Karol; PAWEL, Sokal. *Earthing the human body influences physiologic processes.* J Altern Complement Med, 2011.

The Microbiome. Harvard T.H. Chan School of Public Health, Boston. Disponível em: <https://www.hsph.harvard.edu/nutritionsource/microbiome>. Acesso em: 24 mai. 2022.

VALENTE, Dani. Há um ano mais ou menos... Los Angeles, 29 ago. 2017. Instagram: @adanivalente. Disponível em: <www.instagram.com/p/BYxXqPgAluk>. Acesso em: 23 mai. 2022.

WALLER, Pip. *Deeply Holistic: A Guide to Intuitive Self-Care: Know Your Body, Live Consciously, and Nurture Yo Ur Spirit.* Califórnia: North Atlantic Books, 2018.

WILLIAM, Anthony. *Médium médico: Os segredos por trás de doenças crônicas e misteriosas e como finalmente se curar.* Belo Horizonte: Editora Laszlo, 2019.

WILLIAMS, E. R.; HECKMAN, S. J. *The local diurnal variation of cloud electrification and the global diurnal variation of negative charge on the Earth.* Journal of Geophysical Research, 1993.

WOLF, Naomi. *O mito da beleza: Como as imagens de beleza são usadas contra as mulheres.* Rio de Janeiro: Rosa dos Tempos, 2018.

ZIELINSKI, Eric; ZIELINSKI, Sabrina Ann. *The Essential Oils Apothecary: Advanced Strategies and Protocols for Chronic Disease and Conditions.* Pennsylvania: Rodale Books, 2021.

Esta obra foi composto por Maquinaria Editorial na família tipográfica Greycliff CF e FreightText Pro. Capa em papel cartão 250g/m² e miolo em papel polen natural 70g/m², impresso pela gráfica Viena em Junho de 2023